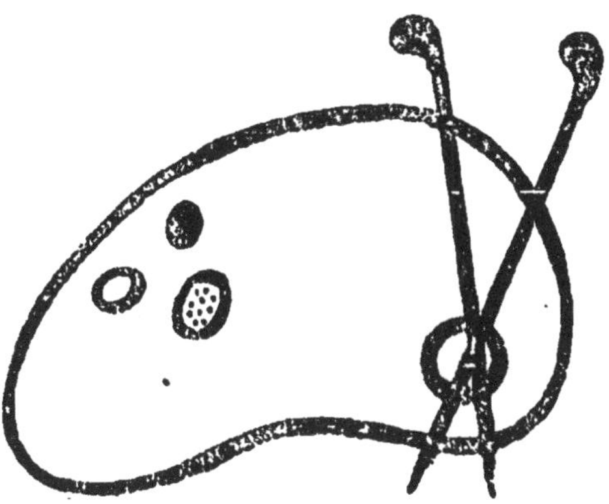

Bibliothèque Littéraire de Vulgarisation Scientifique

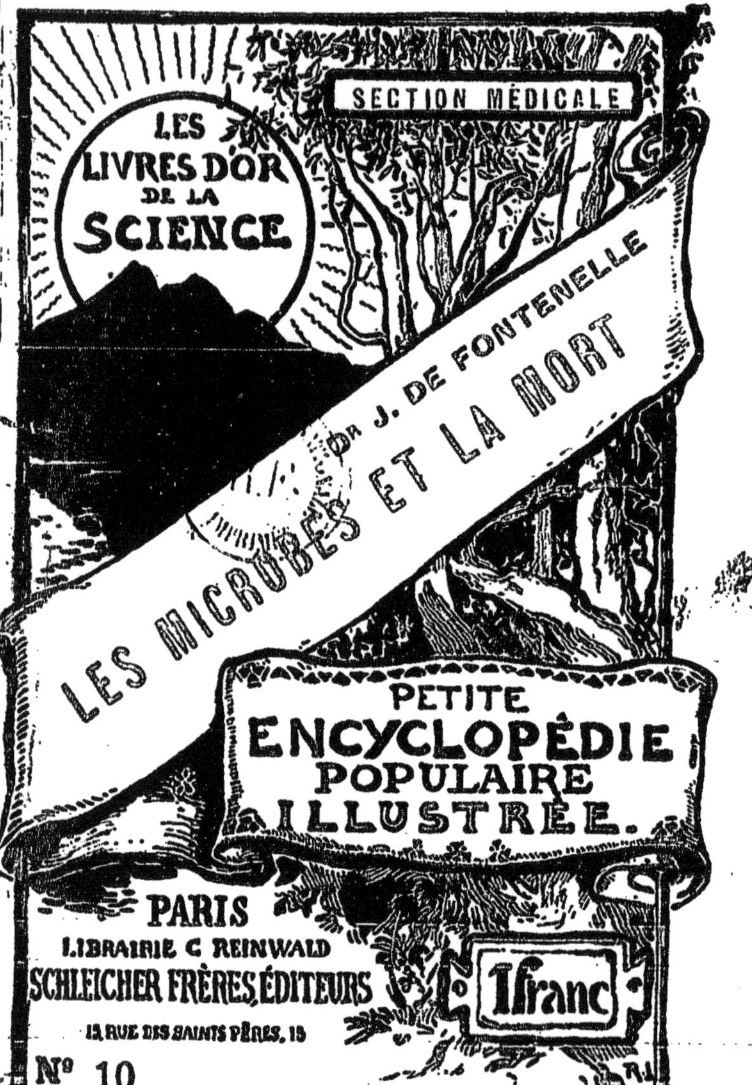

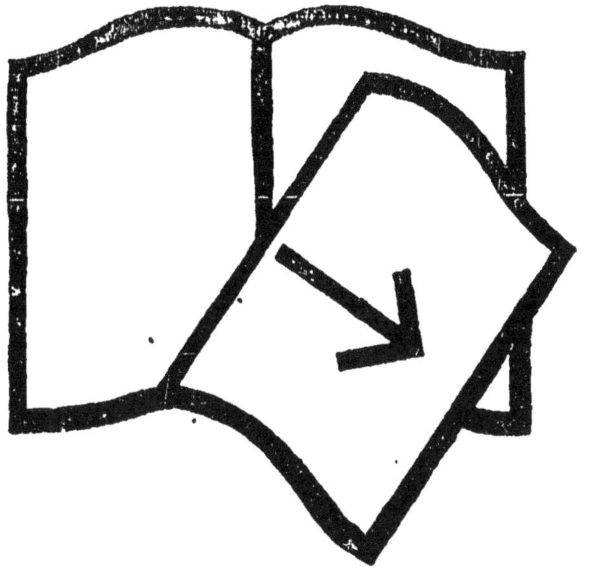

Couverture inférieure manquante

Les Microbes et la Mort

LES LIVRES D'OR DE LA SCIENCE

Les Microbes et la Mort

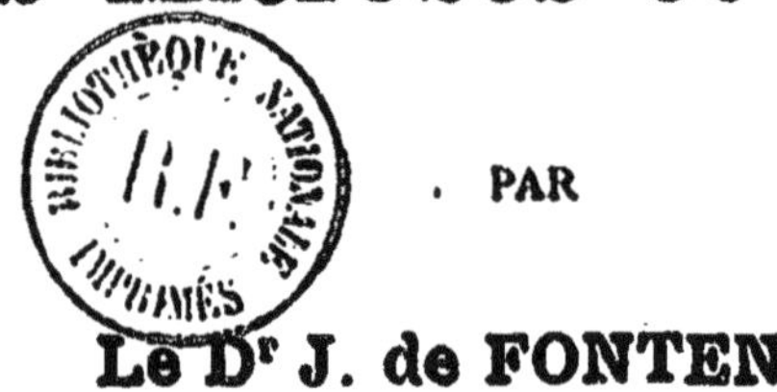

PAR

Le Dr J. de FONTENELLE

Avec 20 Figures dans le texte

et quatre Planches en couleurs hors texte

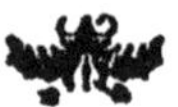

PARIS

LIBRAIRIE C. REINWALD

SCHLEICHER FRÈRES, ÉDITEURS

15, Rue des Saints-Pères, 15

1899

LES MICROBES
ET LA MORT

CHAPITRE PREMIER

La vie et la mort. — La vie cellulaire et la vie fonctionnelle. — Les déclics de la mort. — L'inanition. — Les poisons. — Les blessures. — Les infections.

Tous les êtres vivants, à l'exception de quelques unicellulaires, peuvent être considérés comme des agglomérats d'éléments qui ont chacun leur vie propre et, malgré l'harmonie du tout, maintiennent leur individualité intégrale et différencielle. L'unité vitale est la *cellule*.

L'être le plus simple est composé d'une seule cellule, qui est douée de toutes les fonctions et porte en elle les caractères complets de la vie ; mais la plupart des animaux sont formés d'éléments associés qui se partagent en quelque sorte le travail pour mieux conserver leur force et mieux résister aux attaques extérieures. Une cellule, vivant isolée, doit effectuer elle-même les divers actes de la nutrition, en même temps qu'elle élimine elle-même tous ses déchets, qu'elle se reproduit, qu'elle se protège et s'abrite... Dans une association cellulaire au contraire, certains éléments se chargent de la nutrition de la colonie, tandis que d'autres ont comme principal attribut soit la protection du groupe vivant, soit la reproduction, soit enfin l'élimination des principes nuisibles. Il y a dès lors un lien entre toutes ces unités vitales, et chacune d'entre elles est indispensable à toutes.

Il faut donc distinguer, pour chaque cellule, dans un être vivant, sa vie propre et son rôle dans la vie de l'être entier. Aux vies partielles de chacun des éléments de l'organisme vivant, il faut opposer la vie générale à laquelle elles sont subordonnées. Mais si l'évolution des unités est subordonnée à l'évolution de l'être qu'elles constituent, elle ne lui est pas toujours parallèle: bien plus, la mort de certains éléments est nécessaire à la vie des autres; à l'état physiologique, les cellules épithéliales sont en voie de destruction et de rénovation continues sous la poussée des couches profondes qui exfolient les superficielles; les cellules des glandes salivaires se désagrègent constamment et donnent naissance à la salive sans laquelle la fonction digestive et partant la nutrition de l'être entier serait impossible. Ces morts minuscules sont une des conditions de la vie.

La cessation de la vie générale est au contraire un arrêt de mort pour chaque unité vitale de l'être. Cependant toutes les cellules de celui-ci ne meurent pas dès que la vie générale s'arrête. Certaines d'entre elles peuvent même survivre assez longtemps à l'organisme auquel elles appartiennent. Brown-Sequard et James Kay ont montré que, si l'on injecte du sang dans les vaisseaux d'un muscle en état de rigidité, l'organe reprend sa souplesse et recouvre en même temps sa contractilité ; ce n'est donc qu'au moment où commence la putréfaction, que l'on peut affirmer la mort des éléments anatomiques. Par contre, l'instant de la mort de l'être entier peut être déterminé avec une approximité très grande : le cadavre a en général une physionomie fort différente de l'être vivant, et les signes de la mort, hors exceptions, sont très caractéristiques. C'est *la cessation de la vie générale*, c'est la rupture brusque de la coordination organique, qui constituent donc, à proprement parler, la mort, et c'est elle qu'il convient d'étudier ici.

La condition nécessaire à la vie organique est l'apport dans l'intimité des tissus, au contact de chaque élément cellulaire, d'une part : de substances nutritives assez décomposées et chimiquement simplifiées pour qu'elles soient assimilées par le protoplasma; et d'autre part : de l'oxygène nécessaire à ces matériaux et à leur transformation en énergie vitale. Que cette énergie se traduise par les mouvements musculaires volontaires, les mouvements de la vie végétative, les tourbillons moléculaires de la matière protoplasmique, ou la chaleur nécessaire au maintien thermique du corps en face des intempéries saisonnières, c'est toujours là le fait de la combustion par l'oxygène des substances apportées par l'alimentation. Pour réaliser ces conditions le sang vient puiser à la surface de la muqueuse pulmonaire l'oxygène qu'il fixe à l'hémoglobine de ses globules rouges, tandis qu'il abandonne l'acide carbonique résultant de la comburation alimentaire. Ainsi revivifié, il se répand dans tout l'arbre artériel, dans tous les capillaires qui baignent les tissus et les interstices cellulaires. Parmi toutes les cellules dont il active ainsi l'existence, il en est au moins quelques-unes qui sont plus directement en rapport avec la régulation vitale : ce sont les cellules du bulbe cérébral, du nœud vital, qui tiennent dans leur habitude volontaire le pouvoir, d'une part, de mouvoir le cœur et de brasser ainsi le sang dans tout l'organisme, et d'autre part, de diriger la contraction des muscles qui appellent l'air au contact des poumons.

C'est de la vie élémentaire de ce noyau cellulaire que dépend toute la vie de l'organisme. Si l'existence de chaque cellule est subordonnée aux seules conditions que nous venons d'indiquer, leur vie totale doit être coordonnée par des éléments directeurs. Sans doute elles sont nombreuses, les manières dont un organisme peut périr, et c'est toujours en se plaçant à un point de vue spécial qu'on peut les réduire à une seule. Quelles que soient les routes fréquentées par la mort, qu'elle survienne par hémorrhagie, blessure, asphyxie, empoisonnement, infection, syncope ou maladie fonctionnelle, c'est toujours par le même carrefour qu'elle doit passer, c'est toujours la même borne centrale qu'elle renverse tout d'abord.

Jusqu'à ce point d'arrivée, la coordination des fonctions s'était maintenue ; aucun rouage essentiel de l'organisme ne s'était déclanché. On peut d'ailleurs faire remarquer que les éléments cellulaires périssent dans l'ordre de leur importance organique : les premiers disparus sont les éléments nerveux, tandis qu'on sait couramment que les ongles et les cheveux d'un cadavre croissent longtemps après la mort.

En somme nous pouvons répéter avec le professeur Dieulafoy, qu'il n'y a que deux manières de mourir : par *syncope* et par *asphyxie*, si l'on veut bien toutefois donner au mot asphyxie son sens le plus large, et admettre qu'un animal est asphyxié aussi bien par les gaz méphitiques que par les poisons minéraux ou organiques.

Qu'un homme soit frappé d'un coup de couteau au cœur, et, le plus souvent, la mort immédiate se produira, non parce que le muscle cardiaque a été perforé — car la lame n'a pénétré que de quelques millimètres l'épaisseur du muscle — mais bien parce que la violence de la sensation transmise au bulbe aura été telle que les cellules auront été en quelque sorte stupéfiées et leurs fonctions suspendues. La même explication s'applique au phénomène de la mort subite chez les hommes qui reçoivent, dans une rixe, un violent coup de poing au creux épigastrique, et chez ceux qui viennent d'ingérer de l'eau glacée. C'est la mort par reflexe, par syncope, par inhibition nerveuse.

Qu'un individu ait une grosse artère sectionnée accidentellement, et perde en peu de temps presque toute la masse de son sang ; et l'oxygène manquant de secteur, la mort est produite par la dépression nerveuse.

Qu'un homme empoisonne son milieu intérieur en respirant des gaz méphitiques (oxyde de carbone), ou en accumulant, par manque d'oxygène, de l'acide carbonique dans son sang, ou bien en retenant, par défaut d'élimination, les principes toxiques qu'il fabrique (*urémie*), ou bien encore en ingérant un poison minéral (*arsenic*), l'asphyxie du bulbe est le phénomène premier qui détermine l'arrêt cardiaque.

Parmi ces différents procédés de mort, nous aurons à en étudier un particulièrement : c'est celui qui survient dans le cours des maladies infectieuses. Il est dû, comme nous le verrons, à une intoxication, et son mécanisme ne diffère pas de ceux que nous venons de passer en revue.

CHAPITRE II

La génération spontanée. — Les découvertes de Pasteur. — Le monde des microorganismes.

Une des caractéristiques des hommes de génie, c'est qu'ils savent discerner dans la confusion des sujets de recherches, ceux qui sont les clefs de la voûte à édifier. Il faut déterminer la taille de la pierre centrale d'un pont, avant de se risquer à le construire : pourtant cette pierre sera posée la dernière.

Ainsi, l'esprit conçoit un phénomène directeur que l'expérience doit étayer dans la suite. Chacune des découvertes de Pasteur, si minime semble-t-elle, a une répercussion indéfinie. La plus infime observation permet à la hardiesse de l'esprit d'entrevoir les conquêtes futures.

Il y a cependant des cryptes obscures où l'observation et, à plus forte raison, l'expérimentation semblent invraisemblables. Tels sont les problèmes qui touchent à la philosophie et qu'on ne peut guère résoudre que d'une manière spéculative.

L'origine de la vie était rangée autrefois parmi les sujets de discussion indéfinie dans les écoles rationnelles. On tâchait de savoir si Aristote avait énoncé justement que « tout corps sec qui devient humide et tout corps humide qui se dessèche engendre des animaux » ; il faisait aussi provenir les chenilles des feuilles de choux et les puces de la fermentation des ordures.

Fallait-il admirer la force poétique de Virgile qui fait naître les abeilles des entrailles corrompues d'un jeune taureau ?

Plutarque a-t-il raison d'assurer que le sol marécageux de l'Egypte engendre des rats?

Van Helmont, au XVIIe siècle, écrivait : « Les odeurs qui s'élèvent du fond des marais produisent des grenouilles, des limaces, des sangsues, des herbes, et bien d'autres choses encore. » Van Helmont, confiant en son idée, donnait une véritable recette pour avoir une potée de souris. Il suffisait de comprimer une chemise sale dans l'orifice d'un vase contenant des grains de blé. Du contact du ferment sorti de la chemise sale et de l'odeur du grain, résultait la transmutation du froment en souris, après vingt et un jours environ. Van Helmont affirmait avoir vu le fait et assurait que les souris naissent adultes; qu'il en est de mâles, et d'autres femelles; que pour reproduire l'espèce, il leur suffit de s'accoupler.

Autre recette non moins intéressante, facile à expérimenter : « Creusez un trou dans une brique, mettez-y de l'herbe de basilic pilée, appliquez une seconde brique sur la première, de façon que le trou soit parfaitement couvert; exposez les deux briques au soleil, et, au bout de quelques jours, l'odeur de basilic, agissant comme ferment, changera l'herbe en véritables scorpions. »

Redi, naturaliste italien, apporte dans cette question de la génération spontanée une méthode d'observation rigoureuse. En 1638, il annonça que les vers qui naissent dans les chairs y sont produits par des œufs de mouches et non par la décomposition des matières organiques. Pour empêcher les vers de naître, Redi démontra qu'il suffisait d'entourer d'une gaze fine la chair avant de l'exposer à l'air. Aucune mouche ne venant se poser sur cette chair protégée, il n'y avait point d'œufs déposés, par conséquent ni larves, ni vers. Tout en plaçant sur un terrain moins grossier le problème de la génération spontanée, le savant italien n'avait pu établir une doctrine générale.

La découverte du microscope permit d'observer des milliers d'animalcules dont l'origine ne semblait pouvoir être rapportée qu'à la décomposition de la matière. Un Anglais, Needham, écrivit : « Si la putréfaction n'engendre point d'insectes, elle donne naissance à des myriades d'animalcules microscopiques. Nous avons pu nous tromper sur l'origine des souris, des vers, mais est-il possible de croire que l'origine des êtres microscopiques ne soit pas le fait d'une génération spontanée? Comment expliquer autrement leur présence et leur pullulation dans toute matière animale ou végétale morte, en voie de décomposition? »

Quatre ans après la publication du livre de Needham, Buffon apporta à la doctrine de la génération spontanée l'autorité de son nom.

C'est alors qu'un physiologiste de génie à qui l'on doit, par ailleurs, la découverte des fonctions gastriques, s'opposa d'une manière absolue à la doctrine accréditée. Véritable précurseur de Pasteur, il entrevit la vérité dont la démonstration ne devait s'imposer que deux siècles plus tard. Il exprima nettement, en réponse aux arguments de Needham, que les germes des animalcules observés dans les viandes putréfiées étaient apportés par l'air. Ce fait montre assez le peu de valeur d'une idée, lorsque son énonciateur n'a pas suffisamment de logique ou de méthode pour la démontrer d'une manière péremptoire. Sans aucun doute, il n'est pas une seule des découvertes futures, si hardies que nous puissions les imaginer, dont la possibilité n'ait été conçue antérieurement. Le principal but de l'intelligence n'est pas tant d'envisager des perspectives lointaines, que de savoir les atteindre. Pour une absence de méthode, une instabilité de raisonnement, la science dut attendre deux cents ans une découverte qui la révolutionnerait.

En 1858, le problème fut posé avec une force nouvelle. Deux hommes, avec une égale conviction, des moyens identiques, des expériences qui cherchaient à se contredire, soutinrent l'un la génération spontanée, l'autre la doctrine hétérogénique : Pouchet et Pasteur.

Pouchet avait nettement abordé la difficulté :

« Les adversaires de la génération spontanée, disait-il, prétendent que les germes des êtres microscopiques existent dans l'air, que l'air les charrie, les transporte à distance. Eh bien! Que diront ces adversaires, si je parviens à déterminer la génération de quelques êtres organisés, en substituant un air artificiel à celui de l'atmosphère ? »

Pouchet imagina alors une expérience fort

ingénieuse, dont la critique délicate devait être le succès de Pasteur. Il remplit un flacon d'eau bouillante, le boucha hermétiquement et le renversa sur une cuve à mercure. Dans ces conditions

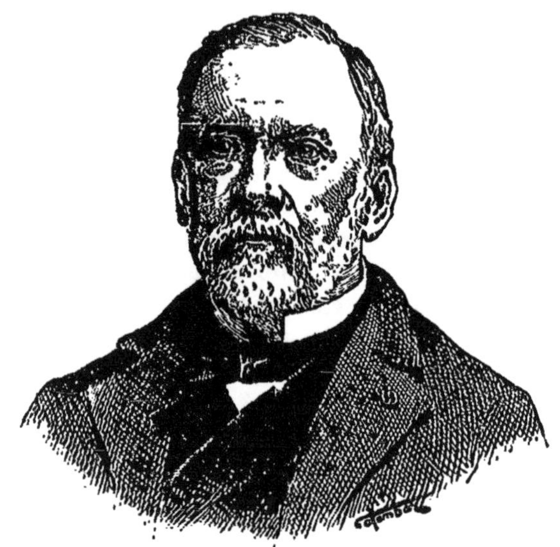

Pasteur.

tous les germes que pouvaient contenir l'eau ou les parois du ballon, en supposant qu'ils existassent réellement, étaient tués par la haute température; l'eau étant complètement refroidie, il fit passer sous le métal, à l'intérieur du ballon, un demi-litre de gaz oxygène pur. Pouchet introduisit alors une petite botte de foin pesant quelques grammes. Cette botte avait elle-même été stérilisée dans de la vapeur. L'expérience ainsi disposée, aucun germe ne semblait avoir été amené par l'air dans ce milieu artificiel d'oxygène où allait se putréfier, toujours suivant les vues de Pouchet, une matière organique (la botte de foin). On en pourrait déduire logiquement que les êtres organisés naissaient donc de la décomposition des substances organiques. Au bout de huit jours, il y avait dans cette infusion de foin une moisissure développée.

Pasteur vint troubler le triomphe de Pouchet, en indiquant le défaut de la cuirasse :

« Oui, dit Pasteur dans une leçon célèbre qu'il fit en 1864, à la Sorbonne, oui, l'expérience ainsi conduite est irréprochable, mais irréprochable seulement sur tous les points qui ont attiré l'attention de l'auteur. Je vais démontrer qu'il y a une cause d'erreur que M. Pouchet n'a pas aperçue, dont il ne s'est pas le moins du monde douté, dont personne ne s'était douté avant lui, et cette cause d'erreur rend son expérience complètement illusoire, aussi mauvaise que celle du pot de linge sale de Van Helmont : je vais vous montrer par où les souris sont entrées. Je vais démontrer que, dans toute expérience de ce genre, il faut absolument proscrire l'emploi de la cuve à mercure. Je vais vous démontrer enfin que c'est le mercure qui apporte dans les vases les germes ou plutôt, pour que mon expression n'aille pas au delà du fait démontré, les poussières qui sont en suspension dans l'air. »

Pour rendre visibles les poussières en suspension, Pasteur, après avoir fait l'obscurité dans la salle, perça cette obscurité d'un faisceau de lumière. Alors apparurent, dansant et tourbillonnant dans les rayons lumineux, mille petits brins de poussière.

« Si nous avions le temps de les bien regarder, continua Pasteur, nous les verrions, quoique agités de mouvements divers, tomber plus ou moins vite. C'est ainsi que se couvrent de poussière tous les objets, ces meubles, cette table, le mercure de cette cuve. Depuis que ce mercure est sorti de sa mine, que de poussières il a reçues, indépendamment de celles qui s'incorporent sans cesse dans l'intérieur du métal par l'effet des manipulations nombreuses auxquelles il est soumis dans le laboratoire! Il n'est pas possible de toucher à ce mercure, d'y placer la main, un flacon, sans introduire dans l'intérieur de la cuve les poussières qui sont à la surface. Vous allez voir ce qui se passe. »

Plongeant alors un bâton de verre dans la cuve à mercure, Pasteur montra à son auditoire que toutes les poussières déposées à la surface du métal étaient entraînées par une force capillaire à l'intérieur du liquide.

« Oui, s'écria Pasteur, Pouchet avait éloigné les germes de l'eau, du foin, mais ce qu'il n'avait pas éloigné, c'étaient les poussières qui se trouvaient à la surface du mercure. Et voilà quelle a été la cause de l'erreur, voilà ce qui détruit le système! »

Ayant pris un ballon de verre, mais à col allongé communiquant avec un tube de platine disposé sur un fourneau de manière à ce qu'on pût chauffer au rouge blanc l'air qui devait pénétrer dans le ballon, il remplit celui-ci d'un liquide très putrescible qu'il fit bouillir pour tuer tous les germes et chasser par les vapeurs l'air du ballon. Si on laisse pénétrer par refroidissement l'air extérieur, en ayant soin de le filtrer sur la mousse de platine surchauffée, l'urine se conserve indéfiniment.

De nombreuses expériences, méticuleusement conduites, démontrèrent que le sang ou le lait, et les liquides les plus facilement putrescibles de l'organisme, restaient indécomposés et purs, pourvu qu'on prît la précaution soit de brûle les germes de l'air arrivant à leur contact, soit de le filtrer sur des bourres de coton.

« Si les microorganismes, que nous voyons pulluler partout, avaient leurs germes disséminés dans l'atmosphère, objectait Pouchet, dans la proportion mathématiquement indispensable à cet effet, l'air en serait totalement obscurci, car ils devraient s'y trouver beaucoup plus serrés que les globules d'eau qui forment nos nuages épais. Il n'y a pas là la moindre exagération : l'air dans lequel nous vivons aurait presque la densité du fer. »

Pasteur cependant réduisait ses expériences jusqu'à la simplicité la plus absolue. Prenez un flacon à longue tubulure recourbée une ou deux fois en col de cygne et à demi plein d'urine. Faites bouillir cette urine, de façon à entraîner l'air du flacon, puis laissez le ballon au repos aussi longtemps que vous voudrez et sans toucher l'extrémité de son col. L'urine restera indéfiniment limpide, et, dans ce milieu si propice à la génération d'êtres nouveaux, aucun microbe ne naîtra.

Et cependant le contact avec l'atmosphère est maintenu. Oui : mais grâce aux courbures du col du ballon, l'air ne peut pénétrer que lentement jusqu'à la surface du liquide et, passant dans les courbures, y dépose ses germes. Si vous en voulez la preuve, inclinez doucement le flacon et faites arriver une goutte d'urine jusqu'à cette courbure. Dès le lendemain, cette même urine, restée jusqu'ici stérile et limpide même pendant des années, se trouble et se remplit de végétations microscopiques.

Pasteur fit voir encore qu'il suffisait, pour se mettre à l'abri des ensemencements par les germes de l'atmosphère, de prendre au sommet d'une haute montagne l'air presque toujours *pur* des altitudes de 2 à 3.000 mètres, ou encore de filtrer par un tampon de coton stérilisé l'air impur des laboratoires. Un flacon ainsi bouché, et à demi plein d'un liquide fermentescible, garde son contenu transparent et stérile, parce que l'air qui y pénètre laisse tous les germes à la surface du coton. Au contraire, la plus petite parcelle de ce coton plongée dans le liquide provoque presque aussitôt la fermentation et la germination de microbes variés.

Il n'y a donc pas de génération spontanée, et les êtres vivants, si petits qu'ils soient, qui naissent sous nos yeux, procèdent d'êtres semblables à eux, de graines ou de germes répandus partout autour de nous.

« Pasteur triomphait et résolvait, comme en

se jouant, le problème qui semblait aux savants les plus éminents, les Biot, les Dumas, si redoutable et si plein de mystères que l'un et l'autre donnaient à Pasteur le conseil de n'avancer qu'avec prudence et de quitter au plus tôt ce terrain dangereux. Mais Pasteur était déjà maître du sujet, quand il l'aborda (1). »

(1). Voir à ce sujet *La Vie d'un Savant par un Ignorant.*

CHAPITRE III

Les microbes. — Les micrococques. — Les bacilles. — Les spirobactéries. — Les microbes colorés. — Les bactéries lumineuses. — Les mouvements des microbes. — Les microbes protéiformes. — Reproduction, nutrition des microbes. — Action de l'oxygène, de la température, de la pression, des substances chimiques, de la lumière, de l'électricité sur les bactéries.

A l'époque où l'on distinguait par le mouvement le règne animal du règne végétal, les bactéries prirent rang parmi les animaux. Mais quand on eut dûment constaté que beaucoup de végétaux possédaient la faculté de se mouvoir, les microorganismes inférieurs furent classés parmi les plantes. Cette difficulté peut étonner au premier abord celui qui saisit facilement la dissemblance d'un quadrupède et d'un arbre, mais ces formes extrêmes ne peuvent nous donner aucune idée des formes limites. Les animaux que l'on range dans l'ordre des animaux-plantes (*Zoophytes*) sont pour la plupart fixés au fond de la mer ou aux roches par de véritables racines, et leurs mouvements sont assez rudimentaires pour qu'on les compare aux mouvements qu'on provoque par le toucher sur les plantes sensitives.

D'autre part, beaucoup de végétaux inférieurs vivent librement dans l'eau, sans être retenus par des racines. Ils ne sont pas très différents des *Infusoires* qui sont pourtant compris parmi les animaux.

La limite entre les végétaux et les animaux est donc peu nette. Il est d'ailleurs supposable, étant donnée l'échelle ascendante et descendante de l'un et l'autre règne, qu'il y a entre eux la même continuité et qu'on peut retrouver tous les degrés de transition.

Bory de Saint-Vincent, puis Hæckel, ont supposé un règne intermédiaire, celui des *Protistes*, dans lequel ils enfermaient les premiers animaux qui aient apparu à la surface de la terre lors des temps géologiques.

Voici l'ordre de ce groupe, en allant du plus simple au plus complexe :

1. Monères (ou microbes proprement dits : Schizomycètes, Bactéries, Vibrions, etc.);
2. Amibes;
3. Grégarines;
4. Flagellés;
5. Catallactes;
6. Infusoires;
7. Acinètes;
8. Labyrinthulés;
9. Diatomées;
10. Myxomycètes;
11. Champignons;
12. Foraminifères;
13. Radiolaires.

Parmi ces groupes, les microbes (monères), les Myxomycètes et les Champignons sont des végétaux qui empruntent à d'autres êtres la substance dont ils se nourrissent.

Le mot de microbe est d'invention récente (vingt ans). Sedillot le proposa à l'Académie des sciences le 11 mars 1878, pour trancher le différend entre ceux qui proposaient : *microzoaires* (*petits animaux*) et *microphytes* (*petites plantes*). Le mot de *microbe* (petit être vivant) ne préjuge rien quant à la nature animale ou végétale de ces microorganismes.

Tous les autres termes en usage pour désigner ces microorganismes, généralisent l'appellation particulière à un genre.

Dès maintenant, nous tenons à avertir que nous entreprenons sur les microbes une étude générale. Cependant, nous nous attacherons davantage à l'étude des Bactéries, causes des maladies pathogènes.

Parmi les bactéries, comme parmi les autres plantes, il y en a de rares et d'autres communes. Si nombre d'entre elles se rencontrent presque partout, d'autres sont heureusement moins répandues. Quelques-unes nous présenteront des particularités intéressantes au point de vue de l'espèce tout entière, qui cependant ne sont pas, par ailleurs, dignes d'attention.

Les bactéries ou *schizomycètes* appartiennent donc à l'ordre des algues inférieures. Parmi les formes diverses et nombreuses que peuvent présenter les microbes, il en est quelques-unes de constantes auxquelles elles peuvent se réduire.

Ces types sont au nombre de trois : le microcoque, le bâtonnet, la spirobactérie. De Bary les représente ingénieusement par trois comparaisons grossières : une bille de billard, un crayon et un tire-bouchon.

Les microcoques (*micrococci*) sont de petites cellules arrondies ou ovales.

Les bâtonnets (*bacilles*) sont des cylindres plus ou moins allongés.

Les spirobactéries sont des filaments ondulés ou contournés en hélice.

Les microbes se trouvent à la limite extrême des êtres microscopiques, à la limite du pouvoir grossissant des instruments les plus parfaits (900 à 1.500 diamètres). Un grand nombre de microcoques n'ont pas plus d'un demi-millième de millimètre, 0 μ 5 (μ — un millième de millimètre).

Comment dès lors distinguer ces corpuscules infiniment petits qui apparaissent dans le champ du microscope comme des têtes d'aiguilles, de corpuscules inertes quelconques? Un certain nombre de caractères permettent cependant cette distinction :

1° Tandis que la plupart, sinon tous les corps inertes, se dissolvent dans des acides étendus, des alcalis ou un mélange d'alcool et d'éther, les microbes résistent aux attaques et leur individualité cellulaire persiste.

2° Ainsi que nous aurons à le dire plus longuement à propos des colorations et des procédés d'études, les bactéries sont vivement colorées par certaines couleurs pénétrantes d'aniline, le violet en particulier, et gardent cette coloration, alors que les autres éléments s'en laissent facilement dépouiller par des réactifs décolorants (acides, etc.).

Quand la petitesse des bactéries n'est pas excessive (certaines spirilles atteignent deux dixièmes de μ), on peut distinguer dans ces éléments cellulaires une membrane d'enveloppe à double contour et un protoplasma généralement incolore, qui renferme quelquefois de très fines gouttelettes huileuses ou des granulations réfringentes. Ce contenu, lorsque le microbe est mort, devient trouble.

Cette membrane a une grande tendance à devenir gélatineuse. Lorsque plusieurs cocci siègent les uns près des autres et que leurs membranes subissent cette transformation gélatineuse, les cellules s'accolent, se trouvent prises dans une sorte de gangue et constituent des *zooglées*.

Dans la suite nous aurons à parler de certains microbes encapsulés, qui se laissent moins bien pénétrer par les réactifs colorants, ou qui, au microscope, apparaissent entourés d'une auréole claire. Cette capsule est due à la transformation gélatineuse de la membrane d'enveloppe.

Cette transformation ne s'observe pas constamment et semble répondre à un état vital du microbe, encore indéterminé ; par exemple, le pneumocoque de la pneumonie ne présente pas toujours de capsules lorsqu'il est cultivé sur la gélatine, tandis qu'il en est constamment revêtu quand il se développe dans l'économie animale.

Chez certaines bactéries, les capsules maintiennent agglomérées pendant un certain temps les cellules provenant de la reproduction d'une seule, qui se divise considérablement en différents sens ; plus tard elles sortent de la capsule, deviennent libres et s'entourent d'une capsule propre.

La membrane des cellules est quelquefois colorée en jaune, en rouge ou en bleu. Sur le *orenothrix*, on a pu s'assurer que la coloration rouge brun était due à un oxyde de fer. Mais il est difficile de savoir si cette coloration appartient en propre à la membrane ou au protoplasma. Certains protoplasmas sont colorés en rouge, en violet ou en rose. Les *beggiatoa* contiennent des grains réfringents de soufre cristallisé. Dans le protoplasma d'autres espèces, on a pu mettre en évidence des grains d'amidon, qui ont la propriété d'être colorés en bleu par l'iode.

Les bactéries sont généralement teintées quand on les examine en masse, et leur coloration est quelquefois assez frappante pour qu'on les ait dénommées *chromogènes*. Les bactéries chromogènes présentent la propriété intéressante de ne produire de pigment qu'au contact de l'air; à l'abri de l'air, elles restent incolores. Leur pouvoir chromogène augmente d'ailleurs quand elles se trouvent sur un terrain approprié.

Teissier, le jeune agrégé de la Faculté, a montré que le *staphylocoque* prenait une belle teinte orangée quand on le cultivait sur le blanc d'œuf.

Parmi les microbes chromogènes, dont quelques-uns seulement sont capables d'engendrer les maladies, nous citerons :

Le *micrococcus prodigiosus*, qui donne une couleur rouge sang, quand il est cultivé sur de la viande crue, et une couleur fleur de pêcher dans les cultures ordinaires ;

Le *micrococcus luteus*, qui donne la couleur jaune de la sueur ;

Le *micrococcus aurantiacus*, qui colore en jaune orange le pain et les œufs;

Le *micrococcus chlorinus*, vert;

Le *micrococcus candidus*, qui forme sur le fromage de petits tas blanchâtres;

Le *micrococcus cyaneus*, bleu d'azur;

Le *micrococcus violaceus*, violet ou lilas;

Le *micrococcus fulvus*, couleur de rouille, qui s'observe sur le crottin du cheval;

Le *clathrocystis roseo-percina*, fleur de pêcher;

Le *bacterium xanthinum*, jaune, qui se trouve dans le lait jaune après la cuisson;

Le *bacterium æruginosum*, qui est une bactérie incolore produisant une couleur verdâtre dans le pus;

Le *bacterium cyanogenum*, qui donne au lait bleu sa coloration et se développe dans les liquides amidonnés. Les paysans connaissent bien ce phénomène qu'ils attribuent à un sortilège. Cependant il est facile de démontrer que le développement de ces microbes tient à un lavage insuffisant des vases de fer-blanc où l'on met le lait: il suffit en effet de les laver à l'eau bouillante pour faire disparaître la coloration;

Le *bacillus ruber*, rouge brique, sur le riz bouilli;

Le *bacillus erythrosporus*, qui se développe sur les substances albumineuses en putréfaction, sous la forme de petites pellicules rouges.

Les pluies de sang sont également dues à la présence d'un végétal microscopique analogue à celui qui, à l'automne, colore en rouge les étangs et les bassins de nos jardins. C'est l'algue découverte par Ehrenberg dans un ruisseau d'Iéna (*ophidomonas sanguinea*). C'est un spirillum qui a la curieuse propriété de changer brusquement de couleur. Pendant l'été, l'eau de nos bassins est recouverte d'une mousse verte qui, en une seule nuit, passe quelquefois du vert au rouge. Lorsqu'un orage ou une trombe absorbe dans son tourbillon l'eau de ces bassins ou de ces étangs teintés en rouge, il va la déverser, sous forme de pluie, à des distances parfois considérables.

C'est là le phénomène de la pluie de sang. Pour s'en assurer, il suffit de regarder au microscope une goutte de pluie où l'on retrouve facilement le microbe rougeâtre.

Dans les régions du Nord, une bactérie semblable colore la neige qui apparaît alternativement rouge et verte.

Toutes ces bactéries peuvent s'observer sur nos divers aliments.

Le pain humide présente des moisissures vertes. Ce fait arrive souvent dans les campagnes où l'on ne mange le pain que quinze jours et plus après la cuisson. La moisissure jaune développée par le *micrococcus aurantiacus* s'observe particulièrement sur le pain de munition. Les spores de ces bactéries se trouvent dans la farine et résistent à une température de 120°, bien qu'elles soient tuées à 140°, de sorte que si elles sont détruites dans la croûte dont la température atteint 200°, elles peuvent très bien résister dans la mie dont la température est beaucoup moins élevée ; de façon que, le pain étant placé ensuite à l'humidité, ces spores trouvent une occasion favorable à leur développement.

Parmi les microbes pathogènes, doués du pouvoir chromogène, nous citerons :

Le staphylocoque doré, bacille du furoncle et de l'inflammation osseuse ;

Le bacille pyocyanique, bacille du pus bleu ;

Le bacille de la morve, qui est seulement coloré dans les cultures sur pomme de terre.

Bactéries lumineuses. — La plupart des bactéries lumineuses sont d'origine marine, vivant soit en liberté, soit à l'état de parasites sur les poissons ou dans le corps de certains crustacés. Ce sont de courts bâtonnets, semblant être les variétés peu différenciées d'une même espèce.

Dans les conditions favorables, elles sont mobiles et émettent des radiations lumineuses formées de jaune, de vert et de bleu. Cette lumière est vert bleuâtre, parfois jaune et plus brillante ou jaune orange et moins vive.

En 1875, Pflüger émit l'idée que la phosphorescence des poissons morts était peut-être le résultat de l'activité vitale de ces microorganismes. Dubois démontra que ces bactéries vivaient sur les poissons de mer morts avant qu'ils ne fussent putréfiés. Dès que la putréfaction commence, les microbes phosphorescents sont chassés par d'autres.

Toutes ces bactéries exigent pour se développer un milieu contenant du sel marin.

Mouvement. — La plupart des microcoques sont immobiles. Cependant tous les microbes peuvent être doués de mouvements, selon les conditions dans lesquelles ils vivent. De même qu'une température hivernale engourdit les animaux supérieurs, de même certaines modifications nutritives ou de température peuvent accentuer ou ralentir l'activité vivante des bactéries.

Les bactéries sont animées de mouvements rapides et très variables : mouvements de tremblotement et de giration des microcoques ; mouvements de rotation autour de l'axe en oscillant ou ondulant chez les bâtonnets. Tantôt lents, tantôt rapides, ils s'arrêtent quelquefois par instants, pour s'accélérer ensuite.

C'est la constatation de ces mouvements propres qui avait fait admettre pendant longtemps la nature animale de ces microorganismes. D'après Ehrenberg, ces mouvements sont dus à des cils vibratiles extrêmement fins dont sont pourvues la plupart des bactéries. Seuls, les microbes privés de mouvements ne présentent pas de cils vibratiles. Cependant cette théorie n'est pas acceptée par tous, et Warming a objecté qu'il est des bactéries dont les cils s'agitent pendant que le corps reste immobile, d'autres dont le corps se meut tandis que les cils restent inertes ou traînent par derrière.

Pour Van Rieghem, les mouvements des bactéries seraient uniquement dus à la contraction de la substance protoplasmique du corps cellulaire.

Microcoques. — On distingue parmi les microcoques :

Des *diplocoques* unis deux à deux;

Des *staphylocoques* groupés en grappes;

Des *streptocoques* disposés en chaînettes;

Des *ascococci*, amas zoogléiques que nous définirons plus loin;

Les *tetrageni* et les *sarcines*, où les éléments sont unis par quatre ou par multiples de quatre.

Bâtonnets. — Les bâtonnets se distinguent d'après leurs dimensions.

Les *bâtonnets courts et isolés*, cylindriques et très courts : ils représentent des cellules dont l'un des diamètres dépasse l'autre;

Les *bacilles* sont constitués par des bâtonnets unis bout à bout. Ex. : bacille de la tuberculose.

Les *filaments* mesurent de 0.7 à 1 μ d'épaisseur. Ils sont ondulés ou réunis en faisceaux : Ex. : le *leptothrix* du tartre dentaire.

Spirobactéries. — Les *virgules* ou vibrions sont de courtes bactéries infléchies.

Les *spirilles*, courbés plusieurs fois.

Les *spirochaètes*, contournés en hélice.

Voici d'ailleurs un tableau de classification qui simplifiera l'intelligence des formes bactériennes.

s ou en chapelet ou en zooglée .... Micrococcus.

…nt des zooglées de …s déterminées
- Colonies solides remplies de cellules
  - en grand nombre, en colonies irrégulières .... Ascococcus.
  - en petit nombre, mais déterminé en groupes réguliers .... Sarcine.
- Une couche simple à la périphérie .... Clathrocystis.

Courtes, isolées ou en amas, ou zooglées .... Bactérium.

…gues …driques …nant …es …nents
- filaments isolés ou entrelacés ou en faisceaux
  - sans ramifications
    - filaments droits
      - Courts cloisonnés ...... Bacillus.
      - longs mal cloisonnés
        - minces .... Leptothrix.
        - gros .... Beggiatoa.
    - ondulés en spirales
      - courts rigides .... Spirillum (vibrio).
      - longs flexibles .... Spirochite.
  - Fausses ramifications .... Streptothrix. / Cladothrix.
- En zooglée .... Myconostoc.

Variations de forme d'un même schizomycète. — Cependant les bactéries n'ont pas de forme immuable qui puisse les distinguer et les caractériser.

Elles revêtent des formes variées pendant leur développement, et on peut voir un coccus devenir successivement un bâtonnet et une spirale.

On obtient artificiellement cette diversité de formes, en soumettant les bactéries à des conditions déterminées de nutrition.

Quand un filament de charbon est nourri suffisamment, on n'observe pas de segmentation. Si, au bouillon de culture, on ajoute quelques gouttes d'acide, il commence à se fragmenter. Cultivé dans l'eau, qui est un milieu nutritif très pauvre, les divisions apparaissent nettement.

Une spirobactérie, dans des conditions de nutrition favorable, présente l'aspect d'une longue spirale. Traitée par les réactifs acides, elle se fragmente en une série de petits bâtonnets.

Dans ses recherches sur les poussières atmosphériques, Miquel n'a jamais trouvé de spirilles, si fréquentes dans les cultures pures ; ce qui paraît prouver que cet état est particulier aux conditions les plus favorables.

Encore qu'il ne faille pas tomber dans l'exagération de quelques auteurs qui veulent faire dériver tous les microbes d'un seul type, presque indéfiniment modifiable, il ne faut pas croire non plus, avec Pasteur et Koch, à la spécificité absolue des formes bactériennes. Il est probable, comme l'a dit Cohn, que certaines espèces ne sont que les stades de développement d'un seul et même parasite. I existe sans doute un petit nombre d'espèces se rapportant peu aux genres et aux espèces admises aujourd'hui et dont chacune parcourt un cycle de formes déterminées, assez nombreuses.

Reproduction. — Quelquefois on observe à l'un des pôles ou aux deux pôles d'un bacille, un renflement en massue, plus clair que le bâtonnet : c'est vraisemblablement une spore.

Mais la reproduction des schizomycètes par formation de spores est loin d'être la règle. Le mode le plus commun de multiplication des cellules consiste en leur division.

Il y a des schizomycètes dans lesquelles la cellule-mère se scinde dans une seule direction ; la cellule s'allonge, et une cloison de séparation la divise bientôt en deux parties qui se séparent l'une de l'autre et s'arrondissent. Pendant qu'elles sont encore unies, on les nomme diplocoques (doubles points) ou microbes en 8.

Quand cette multiplication s'établit rapidement sur place, les cellules forment une sorte de chaînette (torula streptocoques).

D'autres fois, une longue spirale se fragmentera en courts bâtonnets qui garderont leur forme légèrement incurvée.

D'autres espèces de bactéries, au lieu de se cloisonner en deux, se divisent transversalement puis verticalement, en croix ; les angles de division qui sont d'abord carrés, s'émoussent, et chaque petite cellule de nouvelle formation s'arrondit.

Enfin, dans les micrococques, on peut voir des

cloisons multiples s'établir dans diverses directions et donner naissance à autant de bactéridies.

Nutrition. — Ces microbes, comme tous les végétaux dépourvus de chlorophylle, doivent se nourrir en absorbant les principes nutritifs du milieu ambiant, au travers de leur membrane. Il leur faut, comme aux animaux supérieurs, des éléments capables de se décomposer en eau, azote, carbone, oxygène.

L'eau est nécessaire aux microbes; la dessiccation arrête la reproduction, les mouvements, la vie active des leucocytes ; cependant elle ne les tue pas. La vie latente reparaît dès que l'humidité la favorise. Quelques espèces ne résistent pas à une dessiccation de quelque durée : fort malheureusement, ce ne sont pas des espèces pathogènes qui toutes présentent une grande vitalité.

L'azote et le carbone sont les éléments les plus importants des substances organiques dans lesquelles végètent les microbes. Les microbes pathogènes exigent des milieux complexes et fort riches. Le sérum du sang est l'élément le plus essentiel, et ils se satisfont relativement peu d'une nourriture peu abondante, l'eau par exemple. Si elle leur est nécessaire, elle ne leur est pas complètement utile.

Respiration des bactéries.

Action de l'oxygène sur les microbes. — On distingue parmi les microbes ceux qui ne peuvent vivre qu'en absorbant de l'oxygène qu'ils empruntent à l'air atmosphérique, et ceux qui empruntent l'oxygène à la décomposition des substances dans lesquelles ils se trouvent. Les premiers, *aérobies*, ne vivent qu'à la surface des liquides ou des matières organiques ; les seconds, *anaérobies*, vivent dans la profondeur.

Cette distinction et la théorie sur laquelle elle s'appuie, ont été introduites dans la science par Pasteur.

Ayant observé que dans certaines fermentations les bactéries décomposaient beaucoup plus de matière organique qu'il n'était nécessaire pour leur simple nutrition, et que d'autre part le ferment butyrique peut vivre privé d'oxygène, Pasteur pensa à établir une relation entre cette propriété fermentescible et la faculté de vivre sans oxygène.

Dans la fermentation du vin ou de la bière, le moût est placé dans des tonneaux de grande dimension. Adhérent aux parois de la cuve, ou gisant au fond, il semble bien se multiplier et vivre à l'abri de l'air, d'autant plus que le produit de la fermentation, l'acide carbonique, gaz plus lourd que l'air, s'étale souvent à la surface des cuves, isolant ainsi la substance en fermentation de l'air atmosphérique.

Pasteur étudia les modifications que l'on fait subir à la fermentation, lorsqu'on fait arriver à son contact de l'oxygène libre; elle prend une activité et une rapidité beaucoup plus grandes, mais le rapport entre le poids de sucre décomposé et le poids de levure formée varie dans les deux cas. Dans le premier cas, un kilogramme de ferment décompose 70, 80, 100 et même 150 kilogrammes de sucre, tandis que dans le second cas,

1 kilogramme de ferment correspond seulement à 5 ou 6 kilogrammes de sucre décomposé. En d'autres termes, plus la levure de bière absorbe, pour vivre, de gaz oxygène libre, moins est grande sa puissance fermentescible. Depuis cette découverte, les brasseurs emploient des cuves profondes et de peu de surface.

Ce phénomène est facile à comprendre. Le ferment, comme tout être, ne peut vivre sans oxygène. Lorsqu'il est privé de l'oxygène atmosphérique, il lui faut bien y suppléer et l'emprunter à la décomposition des substances, qui se trouve ainsi activée davantage, encore que le ferment soit dans des conditions vitales moins heureuses.

Paul Bert considère les globules du sang et les cellules qui composent tous nos tissus, comme de véritables microbes anaérobies ; les microbes qui s'introduisent dans le sang et causent des maladies infectieuses, le sont également.

Nous verrons, dans la suite, l'action de l'oxygène au point de vue de l'atténuation des bactéries virulentes.

Action de la pression. — Des expériences de d'Arsonval et Charrin qui soumirent des microbes à une pression de 50 atmosphères, il résulte que la vitalité des bactéries ne résiste pas au delà de dix heures.

Action de la température. — La végétation est étroitement liée à la température extérieure; elle n'est possible qu'entre certaines limites et se trouve favorisée par une température moyenne, variable pour chaque espèce.

La plupart des bactéries résistent au froid d'une

manière inattendue. Pasteur avait déjà trouvé que certaines espèces vivaient, après avoir été soumises à un froid de — 30°. Frish observa les mêmes résultats à — 110°, et Pictet et Yung ne sont pas arrivés à tuer complètement des microorganismes à — 130°.

Cependant toutes les bactéries ne possèdent pas la même force de résistance : d'Arsonval et Charrin ont tué à — 65° le bacille pyocyanique.

D'ailleurs les conditions d'adaptation influent encore : les bactéries lumineuses se multiplient à 0°, luisent presque également bien entre 0° et 20° ; à 30° elles cessent d'être lumineuses et succombent entre 35° et 37°. Par contre un bacille lumineux de la mer des Indes exige un minimum de + 15. Fischer a découvert dans le port de Kiel toute une série d'espèces accoutumées à vivre à 0°.

Les espèces qui vivent dans le corps de l'homme ou des mammifères, exigent une température égale à celle de leur hôte ordinaire.

Voici les limites de quelques bacilles :

	Minimum	Maximum	Optimum
Bacille de la tuberculose	28°	42°	37° à 38°.
Pneumocoque (Pneumonie)	24°	41°	35°.
Bacilles du charbon — cultivées sur pommes de terre;	15°	43°	20° et 25°.
Bacilles du charbon — dans le bouillon de poule;	»	»	35°.
Bacilles du charbon — dans le sang d'un rongeur.	»	»	40°.
Spirille du choléra — sur gélatine			46°.
Spirille du choléra — sur pomme de terre			30°.

Si la plupart des bactéries périssent à 100°, il

n'en est pas de même de leurs spores qui résistent bien au delà. Il en est qui supportent l'ébullition à 100° pendant trois heures, et 110°, 115° ou 120°.

Toutefois la résistance des spores en milieu humide, est moindre ; c'est là la raison de la désinfection par la vapeur ; le microbe du tétanos, qui est un des plus résistants, n'est pas tué par un séjour d'une heure et même de deux heures à 90° en milieu humide ; à l'ébullition, il résiste parfois pendant cinq minutes.

Quoi qu'il en soit de ces constatations particulières, il n'est pas de bactéries qui résistent à l'ébullition prolongée, ou à une exposition assez longue à la vapeur d'eau.

Action des substances chimiques. — Le développement des microbes est généralement favorisé par une réaction neutre ou légèrement alcaline, tandis que des réactions acides ou fortement alcalines l'entravent.

Voici le tableau que Jalan de la Croix a tiré de ses expériences sur un certain nombre de substances, dites antiseptiques. Les chiffres indiquent en milligrammes la quantité d'antiseptiques nécessaire ou suffisante pour empêcher ou arrêter le développement des bactéries ou stériliser un litre de jus de viande rempli de bactéries.

NTISEPTIQUES	DOSES QUI		DOSES QUI		DOSES QUI	
	EMPÊCHENT	N'EMPÊCHENT PAS	ARRÊTENT	N'ARRÊTENT PAS	STÉRILISENT	NE STÉRILISENT PAS
orrosif	40	20	170	154	80	66
	33	24	44	33	2.320	2.170
e chaux à 98°	90	76	268	224	5.880	3.875
ureux	155	117	500	200	5.265	3.660
arique	170	120	500	300	8.620	4.900
	155	126	392	250	2.975	1.820
	200	150	646	500	2.440	1.916
lumine	235	184	2.350	1.200	15.620	10.870
moutarde	300	175	1.690	1.220	35.700	25.000
oïque	350	250	2.440	1.960	8.265	4.760
ique de soude	350	204	13.890	9.090	33.330	20.000
ique	500	330	1.000	700	6.630	5.000
	145	450	9.175	4.715	50.000	27.780
ylique	1.000	893	18.660	12.820	» »	28.570
ate de potasse	1.000	700	6.660	5.000	6.660	5.000
ique	1.500	1.000	45.450	23.810	376.000	250.000
o	11.110	8.930	8.930	7.460	» »	1.250.000
	15.140	12.990	20.830	14.500	» »	83.350
	47.620	28.570	227.300	166.600	» »	847.000
eucalyptus	71.400	50.000	8.900	4.800	» »	171.500

Récemment le Docteur Hallion, directeur-adjoint du Laboratoire de Physiologie des Hautes-Etudes, a prouvé que le silico-fluorure de mercure était supérieur à tous les antiseptiques connus.

Action de la lumière. — Il semble que les bactéries, peu nombreuses, qui sont pourvues de pigment coloré, soient heureusement influencées par la lumière; leur pigment jouerait un rôle analogue à celui de la chlorophylle chez les végétaux.

Si quelques espèces mobiles fuient l'obscurité, on peut cependant dire, d'une manière générale, que la lumière n'est pas nécessaire à la majorité des espèces bactériennes et que même, à un certain degré d'intensité, elle leur est nuisible.

Miquel ayant trouvé que l'air peuplé de microbes vivants en contenait une grande quantité de morts, Downes et Blunt exposèrent au soleil des cultures bactériennes, et virent que leur développement s'arrêtait plus ou moins, selon la durée de l'exposition. Duclaux conclut ensuite, d'une série d'expériences, que la mort des microbes est d'autant plus rapide que l'insolation est plus forte, et qu'elle est beaucoup plus prompte à un soleil faible qu'à la lumière diffuse, intense.

Arloing s'aperçut que la lumière d'un bec de gaz retardait l'évolution du charbon cultivé, sans altérer sa virulence; les rayons solaires non seulement entravent la culture, mais l'atténuent considérablement.

L'action de la lumière varie suivant les espèces et surtout suivant leur mode d'existence actuelle. Les cultures sèches résistent mieux que les cultures humides, ce qui, au point de vue hygiénique, est gros de conséquences.

Marshall Ward a fait de fort belles expériences pour rechercher l'influence sur les microbes de chacune des radiations spectrales. Or, les rayons les plus réfrangibles, bleu-violet, qui accélèrent notablement la croissance des plantes, exercent au contraire une action bactéricide intense. Le quartz peut donner un spectre solaire suffisamment riche en radiations bleues-violettes pour tuer les spores du charbon en quelques heures.

On peut même observer directement ce phénomène sur la platine d'un microscope. Derrière un écran bleu, la croissance d'une bactérie est vingt-quatre fois moindre pour le même laps de temps que derrière un verre rouge.

Ces quelques expériences nous montrent donc un mode de destruction des bactéries dans le nature, et nous expliquent quelques faits incompris d'épidémiologie. Büchner, expérimentant le bacille du pus bleu (pyocyanique), l'a vu périr en mai et juin, en trois jours à la lumière diffuse, en une heure au soleil, dans de l'eau pure ou même additionnée de bouillon nutritif.

Dans de l'eau de fleuve à débit régulier, c'est à la fin de la journée que l'on trouve le moins de germes vivants. Marshall Ward a vu diminuer le nombre des germes dans la Tamise pendant l'été.

Action de l'électricité. — L'action de l'électricité sur les bactéries ne semble pas bien établie. Les seules expériences de d'Arsonval et Charrin méritent de nous intéresser. Soumettant à un courant de haute fréquence des cultures de bacille pyocyanique, ils ont vu se produire une décoloration accentuée, sans que la virulence du bacille fût atteinte. Cependant, après une action prolongée, la pullulation des bactéries paraît très ralentie.

CHAPITRE IV

Les bactéries pathogènes. — Staphilocoques et Streptocoques (Infection puerpérale, Erysipèle). — Microbe de la tuberculose. — Microbe du charbon. — Microbe du charbon symptomatique. — Microbe du pus bleu. — Microbe de la blennorrhagie. — Microbe de la pneumonie. — Microbe de la fièvre récurrente. — Microbe de la fièvre typhoïde. — Microbe du choléra. — Microbe de la diarrhée verte. — Microbe de la morve. — Microbe de la dysenterie. — Microbe de la diphtérie. — Microbe de la gangrène. — Microbe du tétanos. — Microbe de la peste. — Microbe de la péripneumonie des bovidés. — Comment les microbes agissent sur l'organisme. — Les toxines. — Virulence et atténuation.

Des discussions bien stériles sur la nature de la maladie infectieuse et du *contagium vivum*, ont été tranchées tout à coup quand Pasteur et ses élèves vinrent donner les preuves certaines que les agents infectieux ne sont autres que des microorganismes, des microbes, que nous connaissons, que nous avons dans les mains au laboratoire, que nous pouvons en partie éviter.

Nous avons vu que bon nombre de bactéries sont fort heureusement inoffensives et tirent leur nourriture d'ailleurs que de notre corps. Beaucoup, la majorité même, sont utiles, et il faut encore reconnaître, étant données la variété, la diffusion et la richesse bactériennes, que nous sommes presque privilégiés d'avoir à supporter si peu de maladies. Nous reviendrons sur ce problème qui ne se pose pas une fois pour toutes, avec les mêmes données ; peut-être nos maladies actuelles empêchent-elles le développement de maladies virtuelles, attendant que la place soit libre.

On peut affirmer, ainsi que nous l'avons vu, qu'une bactérie est la cause d'une maladie déterminée, quand on la rencontre constamment dans cette maladie et qu'on peut la reproduire expérimentalement par l'inoculation de ses cultures.

Cependant quelques-unes de ces conditions de certitude manquent quelquefois. Un microbe ne pullule jamais seul, et il faudrait se garder de confondre un microbe inoffensif qui profite de l'action de l'inconnu pour vivre à son côté, avec ce dernier, véritable agent de l'infection. L'important n'est pas tant d'avoir la bactéridie colorée sous le microscope, ou cultivée isolément, que de pouvoir reproduire la maladie dont on s'occupe sur une espèce animale. Toutefois, il n'est pas toujours aisé de rencontrer une espèce sensible. On connaît bien le microbe de la lèpre qu'on n'a pourtant jamais pu inoculer. D'autre part, on n'a pas trouvé de milieux de culture favorables au développement de l'hématozoaire de Laveran (fièvres paludéennes), encore qu'on trouve ce parasite dans le sang de tous les malariques. Malgré l'absence de quelques-uns des points de certitude, l'expérience confirme tellement celui qui est acquis, qu'on ne peut pas douter.

Enfin s'il existe des microbes spécifiques de telle ou telle maladie, à manifestation déterminée, il en est d'autres qui, se greffant sur tel organe ou sur tel autre, peuvent causer des maladies affectant plusieurs formes. C'est en partant de cette idée qu'on a proposé récemment de ne plus dénommer les maladies d'après l'organe atteint, mais d'après l'agent qui les cause.

Le pneumocoque peut indifféremment produire une méningite ou une pneumonie, et quoiqu'il soit plus fréquemment l'agent de cette dernière maladie, il serait plus juste de dire non pas : méningite ou pneumonie, mais pneumococcie méningée ou pulmonaire ; on a d'ailleurs pris l'habitude de dire tuberculose péritonéale pulmonaire, articulaire, etc.

Il y a aussi des maladies certainement infectieuses, dont on n'a pu déceler l'agent : la syphilis, la variole, la rougeole par exemple. Nous possédons cependant à l'heure actuelle un agent thérapeutique pour immuniser de la variole. On voit ainsi qu'on ne découvre que rarement les choses dans l'ordre où la raison veut les conduire. Pasteur est un des rares savants qui aient eu le bonheur ou la puissance personnelle de dévider le fil sans cassures accidentelles.

BACTÉRIES PATHOGÈNES

Staphylocoques (de σταφύλιον, petite grappe de raisin). — Les staphylocoques sont les microbes de la suppuration d'origine traumatique ou chirurgicale. Ce sont ceux que l'on trouve dans le pus des furoncles et qui déterminent l'ostéomyétite (inflammation de la moelle des os).

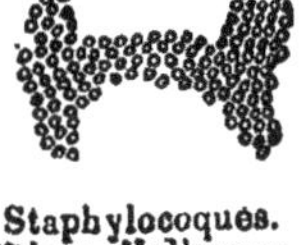

Staphylocoques. (D'apr. Hallopeau, *Pathologie générale*, J.-B. Baillère et fils.)

Les trois variétés principales sont :

Le staphylocoque doré, coloré en jaune d'or ;

Le staphylocoque blanc ;

Le staphylocoque ténu dont les cultures forment une couche si mince qu'on la distingue à peine.

Streptocoques. — Les streptocoques sont des

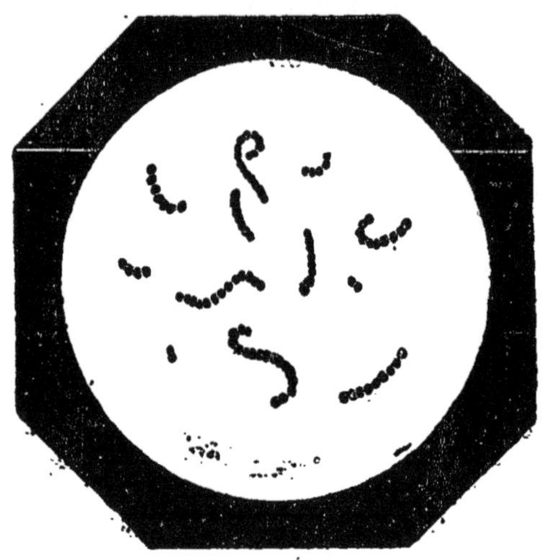

Streptocoques.

cocci disposés en chaînettes. Ils sont spécifiques de la fièvre puerpérale et de l'érysipèle.

Bacille de Koch. Bacille de la tuberculose. — C'est à Robert Koch que revient l'honneur d'avoir démontré en 1882 l'existence du bacille de la tuberculose. Ces bacilles sont très grêles : leur longueur varie de 2 à 5 μ. Ce bacille est spécifique de l'infection tuberculeuse, qu'elle se manifeste par la phtisie aiguë ou la tuberculose chronique, par la coxalgie (tuberculose de la capsule arti-

EXPLICATION DE LA PLANCHE I.

Fig. I.

Préparation microscopique de vibrion cholérique pris dans une culture.

Fig. II.

Préparation microscopique d'un crachat contenant des bacilles de la tuberculose. Les bacilles de Koch ont été colorés en rouge par la Fuchsine. Les masses bleues sont des débris de cellules épithéliales, bronchiques, colorées par le réactif qui a servi à établir un fond. Les traînées grises sont constituées par des matières albuminoïdes écrasées entre deux lamelles de verre.

Grossissement d'environ 800 diamètres.

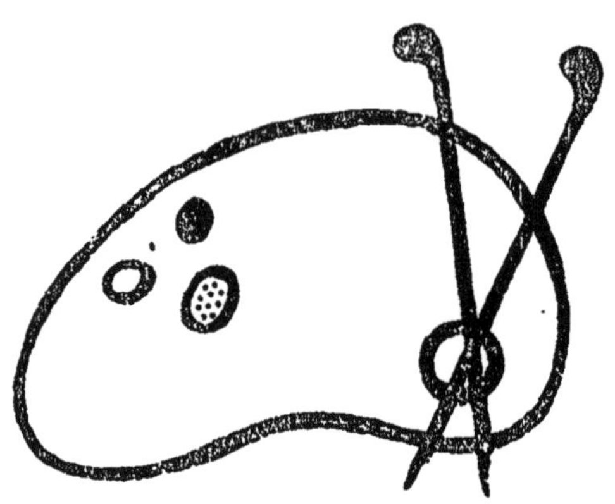

Pl. I.

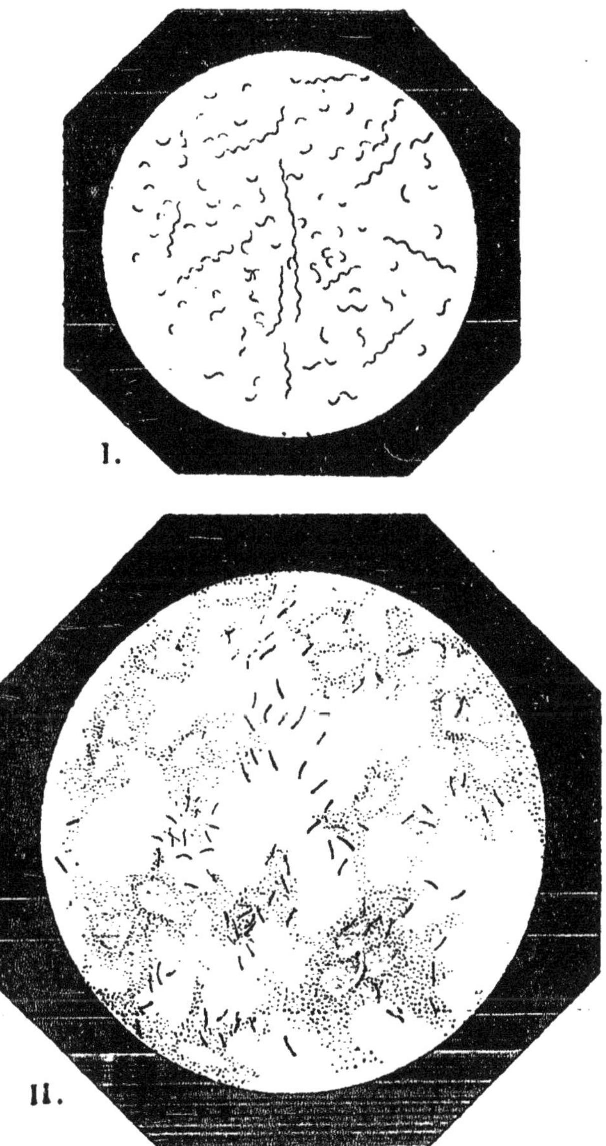

culaire de la hanche) ou par la tumeur blanche du genou, par la méningite ou par le lupus cutané.

Bacilles du charbon. — Rayer et Davaine, en 1850, ont les premiers constaté dans le sang des animaux qui sont atteints du charbon, la présence des microbes. Koch et Pasteur cultivèrent cette bactéridie hors de l'organisme.

Ce sont des bâtonnets droits, flexibles, homogènes comme du verre, mesurant de 5 à 6 μ de longueur, et de 1 à 1.5 d'épaisseur. Ces bactéries sont souvent disposées en groupes ; elles sont aérobies, absorbent l'oxygène et réduisent l'hémoglobine du sang.

Bactérie du charbon symptomatique. — Cette bactérie a la forme d'un bâtonnet muni d'une spore à l'une de ses extrémités et qui lui donne l'aspect d'un battant de cloche. Cette maladie qu'on n'a pu observer chez l'homme, atteint surtout les jeunes animaux de l'espèce bovine et les agneaux.

Bactérie du pus bleu. Bacille pyocyanique. — C'est un petit bâtonnet court, un peu courbé, à extrémités arrondies, de 0 μ 5 à 0 μ 7 d'épaisseur. Il est immobile et se développe surtout dans les objets de pansements imprégnés de pus ordinaire ; il sécrète un principe colorant bleuâtre, qui, d'après Charrin, peut cristalliser.

Bactérie de la blennorrhagie. Gonocoque. — Ces microbes sont généralement arrondis et groupés deux à deux par une enveloppe muqueuse, comme des biscuits accolés ; leur diamètre varie de 0 μ 3 à 0 μ 4. Ce sont les bactéries spécifiques de l'uréthrite, de la vaginite, de l'ophtalmie purulente qui peut faire fondre un œil en quatre heures. Chez un homme atteint de blennorrhagie, les bactéries sécrètent des produits solubles ou se diffusent elles-mêmes dans l'organisme et y provoquent de nombreuses perturbations dont les plus fréquentes sont le rhumatisme blennorrhagique, des altérations cardiaques, des névrites, des lésions cutanées.

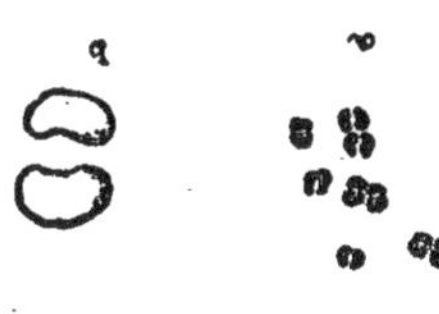

Gonocoques.
(D'après Hallopeau, *Pathologie générale.*)

Bactérie de la pneumonie. — L'agent infectieux dont l'invasion et le développement dans les voies respiratoires donne lieu à la pneumonie lobaire est le pneumocoque découvert à la fois par Talamon et par Frænkel. D'abord rond au début de son développement, il prend ensuite la forme d'un grain d'orge, entouré d'une aréole claire qui répond à une capsule. Il se groupe par paire ou en chaînette de trois à quatre éléments, il mesure de 0 μ 50 à 0 μ 76 de long sur une largeur un peu moindre.

Bactérie de la fièvre récurrente. — C'est en 1877 qu'Obermeier a démontré dans le sang des sujets atteints de fièvre récurrente, la présence d'un microbe composé de filaments longs et épais à extrémités amincies ; il mesure ordinairement de 16 à 20 μ et quelquefois 40 μ ; il est agité de mouvements très rapides et complexes, d'ondulations ; il se meut aussi en spirales.

Bactéries de la fièvre typhoïde. — Bouchard, en 1879, Eberth, en 1881, ont trouvé et caractérisé ce microbe. C'est un petit bâtonnet, arrondi à ses extrémités, long de 2 à 3 μ et environ trois fois moins large ; il est très mobile.

Widal a découvert que le sérum des typhiques, à une certaine époque de la maladie, jouissait de

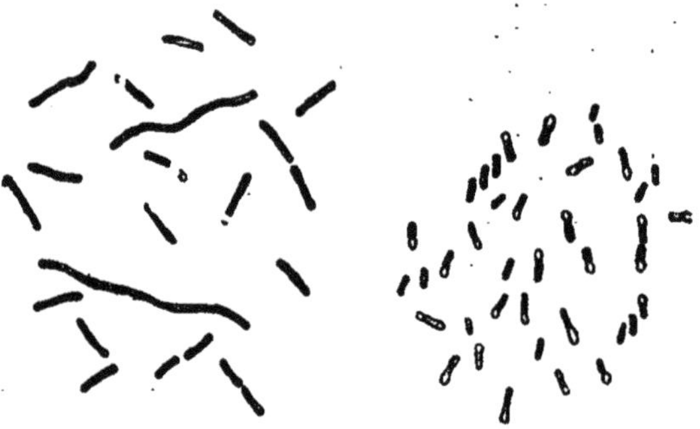

Bacille typhique d'une culture sur pomme de terre. Bacille typhique.
(D'après Hollopeau, *Pathologie générale.*)

la propriété d'influencer singulièrement les bacilles. Si l'on observe au microscope une goutte de bouillon contenant des bacilles virulents, on les voit se mouvoir avec rapidité dans le champ de l'objectif : l'addition d'une goutte de sérum suffit pour agglomérer les bacilles qui perdent leur mobilité et se réunissent en amas : cette réaction permet de différencier la fièvre typhoïde d'infections voisines.

Bactéries du choléra. — C'est un bacille dont la longueur atteint la moitié, au plus les deux tiers, du bacille tuberculeux ; il présente une incurvation légère qui l'a fait comparer à une virgule. On le trouve dans l'intestin et les déjections de tous les cholériques.

Bacilles de la diarrhée verte des enfants. — La diarrhée verte est due à l'action d'un pigment sécrété par un bacille chromogène; ce bacille, rectiligne, a le plus souvent 1 à 3 μ de longueur sur 1 μ de largeur; il est mobile et pourvu de spores sphériques réfringentes.

Microbes de la morve. — Ce sont des bâtonnets analogues à ceux de la tuberculose, bien qu'un peu plus épais, mais ils ne réagissent pas de la même manière aux colorants.

Bactérie de la dysenterie. — Ces microbes sont des bâtonnets à extrémités arrondies et légèrement arrondis au milieu. Ils se multiplient avec une grande activité dans l'eau de Seine. On les trouve en grande abondance dans les déjections des malades atteints de dysenterie.

Bactérie de la diphtérie. Bacille de Lœffer. — Ce bacille est d'une longueur égale à celle des bacilles tuberculeux et d'un diamètre double; ses extrémités sont arrondies; il est immobile. Il se groupe en chaînettes dont chaque élément est renflé en massue à son extrémité.

Bactérie de la gangrène. — Après de nombreuses recherches, Chauveau et Arloing ont déterminé que la gangrène gazeuse est produite par un microbe étudié par Pasteur : le vibrion septique. Sa longueur est de 6 à 30 μ, et les plus petits sont munis à l'une de leurs extrémités d'une spore.

Tétanos. — Depuis longtemps on attribuait au

tétanos une origine infectieuse, mais ce fut seulement en 1884 que Nicolaier en donna la preuve absolue, en déterminant cette maladie sur des cobayes par l'inoculation d'une parcelle de terre des champs. Il constata sur cette terre la présence d'un bacille qui fut cultivé par Kitasato en 1889.

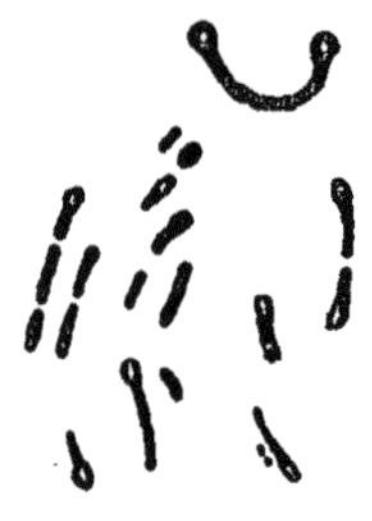

Bacille du tétanos. (D'après Hallopeau. *Pathologie générale*).

Ce bacille est un petit bâtonnet qui présente souvent à son extrémité une spore ovale et brillante dont le diamètre est trois à quatre fois supérieur au corps bacillaire. C'est cet aspect qui lui a fait donner le nom de bacille en clou.

Comment les microbes agissent sur l'organisme. Leurs produits de sécrétions. Les toxines. — La première explication qui s'offre, dès qu'on pense à établir le mode d'action des microbes sur l'économie, est celle du parasitisme. Mais c'est là un point de vue erroné, les bacilles n'agissent pas tant par la nourriture qu'ils empruntent aux principes de l'organisme, que par leurs produits de sécrétion qui empoisonnent non seulement notre milieu propre, mais le leur.

Cette action invisible des principes d'élimination bactériens, fut affirmée sans preuves par Toussaint, le 15 avril 1878, et reçut une démonstration quand Pasteur, ayant injecté à une poule une culture filtrée de choléra (ne contenant pas de bacille), provoqua chez cet oiseau des symptômes semblables à ceux de l'injection cholérique.

Bouchard reproduisit également les symptômes du choléra, en injectant dans les veines d'un lapin des urines de cholériques, qui contiennent les toxines éliminées.

Charrin, en 1887, a établi d'une façon définitive que la virulence est essentiellement la toxicité des produits sécrétés par les microbes pathogènes dans le corps des animaux infectés. Suivant les doses injectées, il a pu reproduire l'échelle symptomatique.

Il est donc bien certain aujourd'hui que les microbes agissent en déversant dans l'organisme des poisons d'excrétion qui agissent à la manière d'alcaloïdes végétaux ou de sels toxiques. Ces poisons anéantissent l'activité de chaque cellule, et comme ils sont éliminés par le rein, le malade infecté meurt lorsque les toxiques éliminés ont détérioré le rein et empêché toute épuration par cette voie. Nous aurons à examiner les bienfaits de ces sécrétions dans un chapitre ultérieur, car il ne faut pas oublier qu'elles sont aussi nuisibles au microbe lui-même qu'à toute autre cellule.

Virulence et atténuation. — Les cultures des bactéries peuvent être pures, c'est-à-dire que le microbe isolé se développe avec des microorganismes de même ordre dont les sécrétions ne peuvent pas entraver sa propre vitalité. On entend par virulence la toxicité extrême des produits de sécrétion bactéridienne, lorsque le microbe se trouve végéter dans des conditions de température, de nutrition, d'humidité, d'isolement, qui lui sont favorables. Il reproduit alors le type de son espèce avec tous ses avantages. Il est rare que les bactéries qui sont les agents des maladies infectieuses, pénètrent notre organisme à l'état virulent, à moins qu'ils n'y soient introduits par traumatisme (morsure d'un chien enragé).

Bien plus souvent notre état de faiblesse, nos prédispositions héréditaires ou momentanées, ouvrent facilement la voie à une bactérie qui passerait inaperçue, tant elle a peu de vitalité. Dix hommes boivent la même eau contenant des bacilles typhiques : deux ou trois auront la fièvre typhoïde, tandis que les autres resteront indemnes.

Nous avons déjà examiné, quand nous nous occupions des bactéries en général, quelles étaient les causes favorisant ou entravant le développement des microorganismes. Ce sont là des causes naturelles.

Voyons maintenant les procédés d'atténuation que la médecine pourra utiliser pour la vaccination ou la sérothérapie finale.

Le plus ancien mode d'atténuation consiste à éprouver le bacille par divers organismes.

Cette atténuation est connue depuis fort longtemps : c'est ainsi qu'on expliquait la vaccination variolique.

Rey et Galtier, étudiant le virus rabique, observèrent qu'il se renforce en passant à travers le mouton, tandis qu'il s'atténue à travers le chien et le lapin.

Pour le rouget du porc, l'inoculation de ce virus au pigeon l'exalte pour lui-même, c'est-à-dire le rend plus virulent pour une inoculation suivante à un pigeon, et pour le porc. Cette même inoculation pratiquée sur le lapin l'exalte pour lui-même, mais l'atténue pour le porc.

Le microbe de la tuberculose est plus virulent chez l'espèce bovine que chez l'homme. Arloing a de plus démontré que le bacille de la tuberculose locale (lupus ou arthrite blanche) ne tue pas le lapin, mais devient nuisible pour lui, quand on l'a préalablement fait passer par le cobaye.

Le virus morveux s'épuise rapidement à travers le chien.

La grenouille a le double pouvoir d'atténuer le bacille du charbon et le streptocoque de l'érysipèle.

Cornil a vu que le microbe du choléra des canards laisse indemnes la poule et le pigeon : d'où il conclut que le microbe du choléra des canards est le même que celui du choléra des poules, mais atténué par son passage à travers le canard.

Le cobaye atténuerait, d'après Domingos Freire, le microbe de la fièvre jaune, et, d'après Bossano, le virus tétanique.

On voit combien peuvent être fécondes les recherches dans cette voie. Le passage d'un agent virulent à travers un organisme, tantôt l'atténue, tantôt l'exalte pour la même race ou pour une race voisine. C'est, sur une plus grande échelle, le même fait d'immunité ou de sensibilité au virus que nous constatons d'un homme à l'autre.

Pasteur, Toussaint et Chauveau ont montré que le passage à travers un organisme n'est pas nécessaire à l'atténuation du virus. Jusqu'à ce que l'atténuation animale soit établie sur des bases plus assurées, il est préférable d'user, pour viser au même but, des agents physiques que l'on a dans la main et que l'on peut mieux diriger.

En premier lieu, la virulence des microbes s'affaiblit par le vieillissement des cultures. Plusieurs faits intéressants ont été relevés à ce propos : d'abord l'atténuation est vraisemblablement due aux toxines sécrétées par le microbe qui s'empoisonne lui-même. Jusqu'au terme mortel qui arrive après une vieillesse déterminée, le microbe est guéri dans son évolution, et sa mort est précédée d'une atténuation héréditaire. C'est-à-dire que si au vingtième jour on prélève un échantillon du microbe pour ensemencer un nouveau milieu on obtient une culture qui a le même degré de virulence que la première, au vingtième jour.

La chaleur est un agent important de l'atténuation bactérienne.

Toussaint, le premier, atténua la bactéridie charbonneuse, en la chauffant à 55°. Peu après, Pasteur atténua héréditairement cette même bactérie, en la chauffant longtemps à 42°. Roux a tué le charbon à 70°.

La température qui produit l'atténuation des cultures, varie pour chaque microbe, et ce n'est qu'en tâtonnant qu'on peut s'en rendre compte. Nous avons vu, en étudiant l'action du froid sur les bactéries, que les plus basses températures les atteignent à peine : l'atténuation par la chaleur semble donc préférable à celle produite par le froid.

Enfin, signalons encore l'atténuation possible des cultures par la lumière, l'oxygène, l'électricité (courants sinusoïdaux d'Arsonval et Charrin).

Dessiccation. — Pasteur, en desséchant des moelles de lapins morts de la rage (le bacille de la rage se localise sur la moelle), a atténué la virulence du virus rabique au point de lui donner un pouvoir vaccinal.

Netter a pu immuniser contre le bacille de la pneumonie par l'inoculation de la rate desséchée d'animaux pneumococciques.

Cultures et antiseptiques. —Non seulement on peut varier la forme d'un bacille en le cultivant sur telle ou telle substance, mais il est encore aisé de diriger sa virulence en variant sa nourriture. Le microbe de la septicémie de la grenouille devient très virulent lorsqu'il est cultivé sur la pomme de terre.

En ajoutant aux bouillons de culture des substances antiseptiques en petite quantité, on obtient d'égales modifications, mais en sens inverse :

Atténuation du charbon cultivé en présence d'acide phénique et de bichromate de potasse.

Atténuation des spores de charbon en présence d'acide sulfurique.

Atténuation des spores de charbon en présence de sublimé corrosif à 1/4000.

Atténuation des spores de charbon en présence de naphtol.

Atténuation des spores de charbon en présence d'iodoforme.

Atténuation du bacille de la tuberculose en présence d'un courant d'acide fluorhydrique.

Atténuation du bacille pyocyanique en présence de naphtol en petites quantités.

Atténuation du bacille pyocyanique en présence de sublimé en petites quantités.
Atténuation du bacille pyocyanique en présence de sulfure de mercure en petites quantités.

Toxines microbiennes. — Lorsqu'on essaie de faire vivre plusieurs espèces bactériennes dans le même milieu, on obtient des cultures peu virulentes. Elles se nuisent réciproquement; il s'établit entre elles une sorte de lutte, une concurrence vitale, et si les produits d'excrétion d'une espèce sont nuisibles à elle-même, ils le sont bien davantage pour les espèces voisines.

Un milieu ayant déjà servi à la culture d'un microbe que l'on a enlevé par filtration, est également impropre à la culture d'un microbe différent.

On s'est servi de ces procédés pour atténuer les cultures bactériennes. On a pu atténuer ainsi :

Le vibrion cholérique par le bacille typhique;

Le charbon par le vibrion cholérique ;

Le charbon par le bacille pyocyanique;

Le bacille de la tuberculose par les microbes de la putréfaction.

De toutes ces études diverses, que conclure? Certainement, lorsqu'on exalte la virulence d'un microbe en le faisant passer à travers un organisme, on le met dans des conditions favorables, on lui restitue le milieu qui lui est propre. Les phénomènes d'atténuation ne sont pas aussi absolus. L'atténuation est anormale, et une bactérie atténuée ne tarde pas à récupérer sa virulence, soit qu'elle tire cette force de sa propre vitalité, soit qu'elle la trouve dans le milieu où elle sera transportée dans la suite.

CHAPITRE V

Comment on étudie les microbes. — Préparations microscopiques. — Les colorants. — Les cultures. — Les bouillons. — Les étuves. — L'expérimentation sur les animaux.

De l'étude des microbes est née toute une science. Il fallait trouver des moyens d'observation, des procédés de réserve et de culture des bactéries. Si énorme et si ardue que semble cette tâche, on verra qu'en peu d'années elle put être suffisamment bien ordonnée pour qu'on connaisse aujourd'hui sur les bactéries jusqu'aux moyens de les vaincre.

Les méthodes à employer pour ces recherches peuvent se diviser : en méthodes anatomiques comprenant l'examen microscopique et la réaction particulière des microbes en présence des principes colorants ordinairement employés, — et en méthodes physiologiques dont les deux procédés principaux sont les cultures des bactéries dans des milieux artificiels propres à leur nutrition, et l'expérimentation sur les animaux (inoculation des virus des maladies aux cobayes, lapins, chiens, rats, etc.).

Méthodes anatomiques. — Supposons d'abord que nous ayons à rechercher dans un liquide organique (sérosité extraite d'une plèvre enflammée) un bacille dont nous soupçonnons l'existence (bacille de la tuberculose par exemple).

On commence par recueillir le liquide à examiner, dans un récipient ne contenant pas de microbes sur ses parois, ce qui suffirait à ensemencer la sérosité en question. On se sert de pipettes en verre que l'on peut préparer soi-même en chauffant la partie moyenne d'un tube de verre de 3 à 4 millimètres de diamètre. Cette partie moyenne est étirée, puis cassée ; on a ainsi un tube que représente la figure. On fait fondre une gouttelette de verre à l'extrémité du tube capillaire de manière à l'obturer. On flambe le tube en le passant quelques minutes au chalumeau, de manière à tuer tous les germes que l'air peut avoir amené à son contact, et on bouche la grosse extrémité à l'aide d'un tampon d'ouate stérilisée dans une étuve à 200° ; ainsi l'air qui, par le refroidissement, pénétrera dans le tube, sera filtré par la bourre de coton.

D'une façon générale, aucune manipulation bactériologique ne se fait sans l'intermédiaire de pinces destinées à prendre les objets stérilisés ou à stériliser. Ces pinces sont flambées avant et après chaque opération, et le reste du temps maintenues dans l'alcool.

Pour se servir du tube que nous venons de préparer, on casse l'extrémité effilée et on la plonge immédiatement dans le liquide à examiner. On aspire légèrement avec la bouche, sans enlever la bourre de coton, et l'on passe à la lampe, comme précédemment, quand on a recueilli deux ou trois centimètres cubes de liquide.

Pour examiner ce liquide au microscope, on prend une lamelle de verre qu'on flambe et rince à l'alcool, puis on laisse tomber une goutte de sérosité, après avoir cassé à nouveau l'extrémité effilée du tube.

Pour fixer les microbes dans leur forme, leurs dimensions, leur situation primitive, sans que l'on soit exposé à les altérer dans le cours des manipulations qu'ils ont à subir, Ehrenberg, Obermeier et Koch ont préconisé la méthode de la dessiccation. Elle consiste à dessécher la gouttelette en la mettant, bien entendu, à l'abri de toute souillure atmosphérique; on passe la lamelle au-dessus d'une lampe à alcool ou d'un brûleur à gaz. Après cette opération, la lamelle ne présente plus rien d'anormal, sauf pour un œil exercé qui saura reconnaître à sa surface une mince pellicule d'albuminoïdes transparents.

Les préparations ainsi desséchées doivent, avant d'être portées sur le microscope, être colorées. La méthode des colorations offre des avantages multiples. Outre qu'elle permet de discerner des bactéries dont la réfringence n'est pas suffisante pour être perçue directement par l'œil aidé du microscope, elle a encore l'avantage d'indiquer immédiatement et de prime abord à quelle sorte de microbes on a affaire.

On sait, en effet, que, pour les préparations histologiques, on emploie une série de couleurs d'aniline, bleue, rouge, noire, jaune, qui font sous le microscope des plans colorés grâce auxquels on peut observer isolément telle ou telle partie d'un tissu. Par exemple les noyaux des éléments cellulaires fixent l'éosine et se colorent en rouge foncé, tandis que le protoplasma de la cellule et son enveloppe restent clairs. Les nerfs et le tissu nerveux se colorent en noir par l'acide osmique et apparaissent ainsi, nettement isolés des autres tissus, sur les préparations microscopiques.

Les microbes réagissent de même aux principes colorants. Tel se colore en rouge par la fuchsine (bacille de la tuberculose), tel autre en bleu par le bleu de méthylène(bacille de la diphtérie); tel autre enfin se laseis pénétrer par le violet de gentiane. On a ainsi, pour les reconnaître, des procédés aussi sûrs que les réactions chimiques qui caractérisent tel ou tel sel.

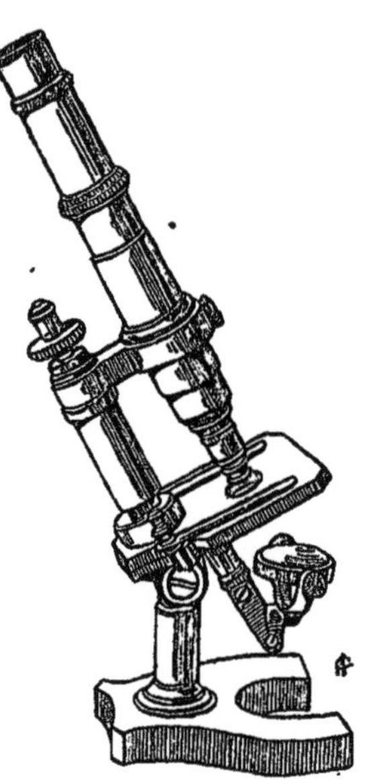

Microscope.

Les premiers réactifs colorants employés ont été l'iode dissous dans l'iodure de potassium et l'hématoxyline.

Le principe de la coloration des bactéries est le suivant : on colore en excès toute la préparation par un réactif tenace qui pénètre, en les tuant, les corps bacillaires. On décolore ensuite le reste de la préparation par un acide, et ceci pendant un temps assez court pour ne pas altérer la coloration des microbes; et l'on établit un fond : c'est-à-dire que l'on colore avec une teinte différente les corps autres que ceux des microbes : cellules épithéliales, fibres élastiques, débris cellulaires, etc. Ce procédé est celui de la double coloration. Il a donné entre les mains de Koch d'heureux résultats dont un des plus intéressants, à coup sûr, fut la découverte du bacille tuberculeux.

Les préparations terminées, on les examine à un microscope à forts grossissements (300 ou 400 diamètres).

Pour rechercher dans des crachats le bacille tuberculeux (opération fréquente en clinique, parce qu'elle est un des plus sûrs moyens pour diagnostiquer la tuberculose), il suffit de prendre une parcelle de crachats que l'on étale entre deux lamelles. On sèche et l'on colore, comme nous venons de l'indiquer.

Méthodes physiologiques. Cultures. — Lorsque, par la méthode précédente, on a reconnu dans un liquide l'existence des microbes, on n'est pas sûr pour cela ni d'en pouvoir définir l'espèce, ni d'en connaître le degré de virulence. A l'un et l'autre de ces desiderata correspond tout un nouvel agencement : la culture pure qui permet d'étudier l'évolution bactérienne artificiellement, l'expérimentation animale qui permet de reproduire la maladie avec les lésions que nous observons chez l'homme.

Le principe est le suivant : placez une bactéridie dans un milieu propre à sa nutrition, dans des conditions de température d'humidité favorable, et elle développera une colonie de multiplication qui présentera à l'excès les caractères morphologiques et chimiques de l'espèce.

Il nous est impossible d'entrer dans tous les détails de préparation des milieux de culture.

On répartit ces milieux dans des tubes à essais en verre mince de 0m15 de longueur sur 16 millimètres de diamètre, qu'on remplit au quart de la hauteur. Tous ces récipients ont été préalablement stérilisés à l'étuve et bouchés avec une bourre d'ouate.

Ces bouillons sont liquides ou solides, suivant qu'on ajoute ou non de la gélatine. Ces cultures sur gélose ont l'avantage de présenter une surface plus étendue, plus favorable au développement du microbe.

Citons parmi les principaux liquides employés à la nutrition des bactéries :

Le bouillon de viande de porc, de bœuf, de lapin, de poule ;

La solution de peptone (2 grammes de peptone pour 1 centième d'eau) ;

La solution de sucre (1 gramme de sucre pour 1 centième d'eau) ;

Le sérum du sang ;

La liqueur de Buchner :

Extrait de viande Liebig	10 grammes.
Peptone.	8 —
Eau	1.000 —

On cultive aussi sur pomme de terre. On prend des pommes de terre de bonne qualité; on les brosse, en enlevant soigneusement la terre qui peut les souiller, et on les laisse pendant une

5

heure dans une solution antiseptique (liqueur de Van Swieten). On les porte ensuite à l'autoclave à 125°, pendant une demi-heure. Cette stérilisation est nécessaire, parce qu'il existe souvent à la surface des pommes de terre un bacille, le bacille rouge, qui supporte la température de 120°. Au sortir de l'autoclave, la pomme de terre est prête à servir pour l'ensemencement du bacille.

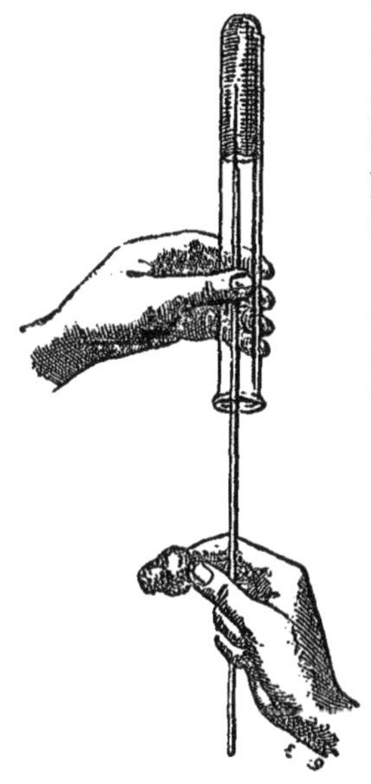

Ensemencement de la gélatine par piqûre, d'après Courmont. *Bactériologie pratique* (Doin.).

Ensemencement. — Pour ensemencer les tubes, on se sert de fils de platine de 7 à 8 centimètres de long, emmanchés par fusion dans des baguettes de verre. Avant de se servir et immédiatement après s'être servi du fil, il faut le passer dans la flamme du bec de Bunsen, et le faire rougir entièrement.

Si nous voulons ensemencer les bactéries que l'on prélève dans la gorge des enfants atteints d'angines douteuses, on gratte légèrement les amygdales avec ce fil, de manière à recueillir quelques mucosités ou des fausses membranes, et, tenant l'aiguille de la main droite entre le pouce et l'index, on saisit le tube à ensemencer de la main gauche en le maintenant aussi horizontalement que possible, afin que les germes de l'air n'y tombent pas quand il

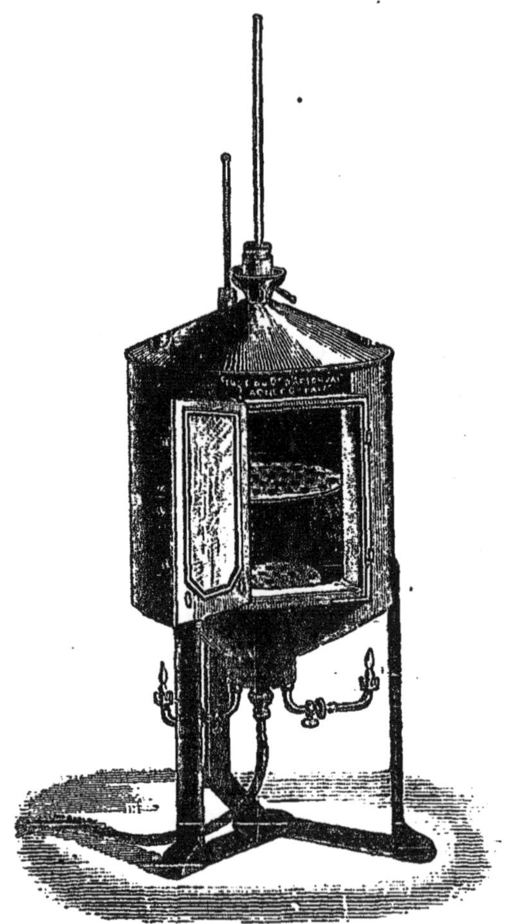

Étuve d'Arsonval, d'après Courmont. *Bactériologie pratique.*

sera débouché. On débouche le tube et on pique le bouillon avec l'aiguille ; on rebouche immédiatement et l'on porte à l'étuve. Quand on veut

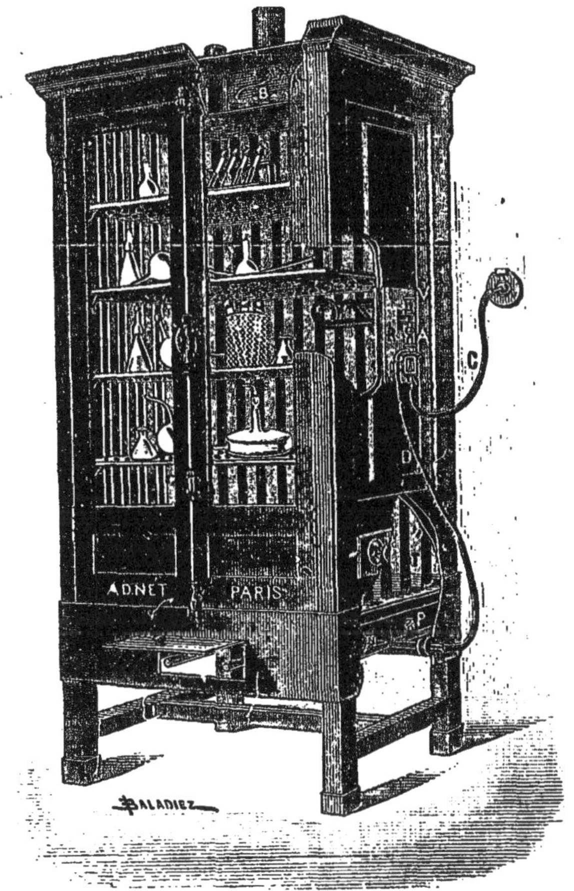

Étuve de Roux.

ensemencer des microbes provenant de liquides (sang ou sérosité), il suffit de laisser tomber au contact du bouillon quelques gouttes de liquide recueilli dans la pipette dont nous avons parlé en premier lieu.

Etuves. — La très grande majorité des micro-organismes se cultive entre 20° et 38°. Il faut donc avoir des étuves dont la température puisse être maintenue constante, sans être influencée par les variations de la température extérieure ni par les changements de pression du gaz.

Les étuves le plus communément employées sont celles de Roux et de d'Arsonval, qui, par un dispositif ingénieux, règlent elles-mêmes la quantité de gaz qui passe dans leurs brûleurs.

Inoculation des animaux. — Il ne suffit pas de connaître et de reconnaître le microbe d'une maladie, il ne suffit pas d'en faire des cultures ; il faut encore s'assurer que telle bactérie est l'agent spécifique de telle maladie, que c'est à lui et non à tel autre qu'on en doit attribuer la cause.

Il est nécessaire pour cela de reproduire expérimentalement la maladie sur un animal sain. Si, avant même de connaître l'agent du charbon, par exemple, j'inocule à un animal une goutte de sang d'un animal charbonneux, et qu'ainsi je détermine chez lui la maladie primitive, je connais un des moyens de contagion.

En examinant au microscope de nombreux animaux morts charbonneux, je retrouve constamment la même bactérie : je suis donc en droit de penser que cette bactérie est l'agent de l'infection, mais je ne puis avoir, à cet égard, que des présomptions.

Prenant une goutte de ce sang dans une pipette stérilisée, je la laisse tomber dans un tube contenant un bouillon de culture que je mets ensuite à l'étuve. Après un temps déterminé, je vois se développer dans ce bouillon des colonies variées, parce qu'après la mort le sang est envahi par toutes les bactéries qui se tenaient jusque-là sur la réserve. Parmi elles, se trouve la bactérie spécifique du charbon, mais laquelle? Je prélève donc un échantillon de chacune de ces colonies,

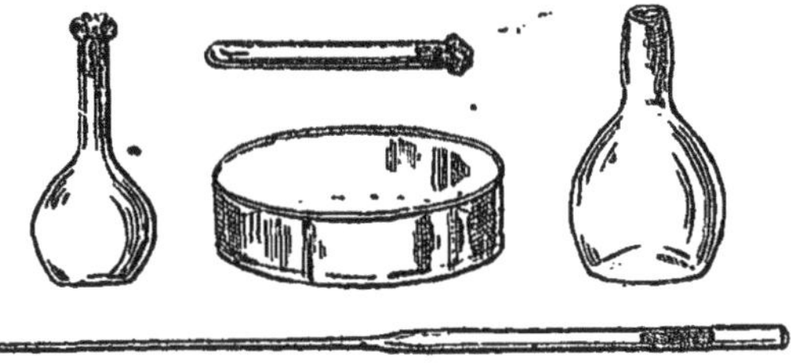

Instruments divers servant à étudier les microbes.

et j'ensemence à nouveau, par exemple, cinq tubes, si je crois discerner cinq colonies dissemblables.

Dans chacune de ces cultures, je verrai s'accentuer la différence morphologique, et dans l'une d'entre elles je retrouverai, isolée, la bactéridie que j'avais précédemment observée dans le sang.

Suis-je donc assuré d'avoir en main la bactéridie cherchée? Pas encore. Si je ne me suis pas trompé, cette bactéridie reproduira exactement la même maladie charbonneuse, quand je l'inoculerai à un animal sain.

Dans ces conditions, lorsque j'aurai vu sur cet

animal évoluer la maladie avec ses symptômes ordinaires; lorsque ensuite, inoculant cet animal, j'aurai trouvé les lésions caractéristiques, alors seulement je pourrai dire que j'ai dans les mains le bacille spécifique de l'infection charbonneuse.

Les animaux sur lesquels on a le plus souvent l'occasion de pratiquer des inoculations en bac-

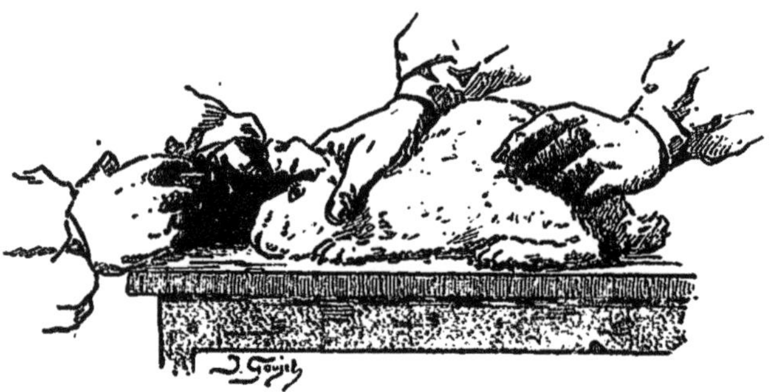

Dispositif pour l'injection dans la veine marginale de l'oreille du lapin, d'après Courmont. *Bactériologie pratique.*

tériologie sont le cobaye, le lapin, les souris et les rats, les poules et les pigeons; les chiens, les chats et les moutons servent plus rarement.

On peut inoculer un animal par une simple plaie faite à l'aide d'un bistouri ou de ciseaux : on touche cette plaie avec le fil de platine chargé de culture.

Lorsqu'on veut déterminer directement sur un animal une maladie dont on soupçonne l'influence dans telle ou telle affection (pleurésie ou péritonite), on aspire deux ou trois centimètres cubes de liquide pleural au péritonéal, dans une seringue de Pravaz, et l'on injecte ce liquide sous la peau d'un animal en expérience. Telle est la technique employée, quand on veut s'assurer de la nature tuberculeuse d'une pleurésie ; peu de temps après, on sacrifie l'animal, et l'on recherche dans son poumon ou dans son péritoine les lésions anatomiques qui caractérisent la bacillose.

CHAPITRE VI

Où vivent les microbes. — L'air. — Contagion des fièvres intermittentes. — Contagion de la fièvre jaune. — Contagion de la fièvre typhoïde. — Contagion de la pneumonie. — Contagion de la grippe. — Contagion de la diphtérie. — Contagion de la rougeole. — Contagion de la suette; des oreillons; de la coqueluche. — Contagion de la variole et de la scarlatine. — Contagion de la tuberculose. — La désinfection des appartements. — Les mesures de salubrité publique contre la tuberculose.

L'air est principalement formé d'un mélange d'oxygène et d'azote dont la proportion est de 20 litres 93 d'oxygène pour 79 litres 07 d'azote; soit 23 grammes d'oxygène pour 77 grammes d'azote. Mais de nombreuses sources d'altérations dues aux émanations gazeuses du sol, modifient sensiblement sa composition. Les plus importants de ces gaz sont la vapeur d'eau, l'acide carbonique, l'ozone, l'ammoniaque, et un corps récemment découvert : l'argon.

L'acide carbonique existe dans l'air en quantité constante, variant ordinairement entre deux et six dix millièmes. Cette constance est facile à comprendre, si l'on songe que la respiration chlorophyllienne des plantes transforme en oxygène l'acide carbonique exhalé par les animaux.

L'air tient en suspension un certain nombre de matériaux et d'impuretés qui sont les uns inertes, les autres vivants. Ces impuretés représentent un monde entier de spores, de semences, aptes à se reproduire.

Quand on examine au microscope, avec un grossissement de 100 à 500 diamètres, des sédiments atmosphériques recueillis sur une lame de verre enduite d'huile qui agglutine les poussières, on y distingue des corpuscules minéraux amorphes ou cristallisés, transparents ou opaques, que l'analyse montre comme des composés de charbon, de cristal de roche, de silex, de sulfate, de carbonate, de phosphate de chaux, de globules de fer météoriques (provenant du broiement contre notre atmosphère de ces petits astres minuscules qui constituent les étoiles filantes et les pierres météoriques).

On trouve aussi dans l'atmosphère des centres industriels, des grandes villes, une quantité considérable de granules noirs ou rougeâtres parfaitement sphériques, d'un diamètre voisin de un millième de millimètre, paraissant formés de résines volatiles entraînées au loin par la fumée des usines. Ces corpuscules amenés par le courant respiratoire au contact des alvéoles pulmonaires, s'enkystent dans les cellules du parenchyme au point de constituer parfois de véritables maladies fort dangereuses, les pneumokonioses. Une variété de pneumokonioses, l'anthracose, si fréquente dans les mines et les usines, est indirectement mortelle, en préparant le terrain pour l'évolution d'une tuberculose.

De la composition micrographique des sédiments de l'atmosphère, on peut presque toujours déduire leur provenance. L'air des habitations contient une grande quantité de fibres textiles (vêtements, tentures). L'air des rues urbaines contient encore quelques-unes de ces fibres textiles, mais on y voit apparaître de nombreux détritus terreux provenant du sol ; l'air de la campagne se montre surtout chargé de cellules épidermiques et des fibres ligneuses arrachées aux végétaux par le vent.

D'après M. Miguel, directeur du laboratoire de Montsouris, les poids des poussières contenues dans un mètre cube d'air à Paris varient suivant les périodes de sécheresse ou de pluie. L'atmosphère lavée par l'eau du ciel s'appauvrit d'impuretés. Pendant les grandes sécheresses, le poids des poussières atteint 23 milligrammes et seulement 6 milligrammes après une pluie abondante. Dans les conditions normales, le chiffre atteint environ 8 milligrammes. Le nombre des bactéries par mètre cube a donné les moyennes annuelles pendant la période décennale de 1881 à 1891 :

	Parc de Montsouris Bactéries par mètre cube	Place Saint-Gervais Bactéries par mètre cube
en moyenne	347	4790
hiver	210	3400
printemps	370	5210
automne	235	4080
été	563	6480
Maximum en juillet	629	6735
Minimum : en décembre	175	3300

On voit par ce tableau que les endroits populeux contiennent des bactéries dans d'énormes proportions, en comparaison des endroits relativement déserts. Il est ainsi facile de comprendre pourquoi les épidémies sont fréquentes et dangereuses en été, tandis qu'elles font presque défaut en hiver.

Dans les habitations fréquentées, le chiffre des microbes trouvés dans l'atmosphère est toujours élevé ; la numération des germes contenus dans un mètre cube donne les résultats suivants :

	Salle de l'hôpital de la Pitié	Mairie du IVe arrondissement
mars	11000	750
avril	10000	950
mai	10000	1000
juin	4500	1540
juillet	5800	1400
août	2540	900
septembre	18500	990
octobre	12400	1070
novembre	15000	810

Voici un tableau qui permet de fixer les idées sur la pureté ou l'impureté relative de l'air où nous vivons :

	Bactéries par mètre cube
Air de l'Océan Atlantique pris à plus de 100 kilomètres des côtes	0.6
Air pris à moins de 100 kilom. des côtes	1.8
Air des hautes montagnes	1 à 3
Air de Paris au sommet du Panthéon	200
Air du parc de Montsouris	480
Air de la rue de Rivoli	3480
Air des maisons neuves de Paris (1883)	4500
Air des égouts de Paris (1880)	6000
Air des vieilles maisons à Paris	36000
Air du nouvel Hôtel-Dieu (Paris 1880)	40000
Air de l'hôpital de la Pitié (intérieur)	79000

Des milliers de microbes sont donc introduits chaque jour dans les organismes humains par la voie respiratoire. Nous verrons ultérieurement ce qu'ils deviennent. Sans doute, il ne suffit pas d'absorber le microbe spécifique de telle maladie pour la contracter, mais plus les assauts sont nombreux, moins l'organisme peut y résister. Des questions individuelles d'immunité, de tempérament, d'hérédité, interviennent, qui, à égalité de contagiosité, ne répartissent pas également la maladie. Mais il n'en est pas moins vrai que de deux frères en puissance de tuberculose éventuelle, celui qui habite Paris est à peu près certain de faire évoluer la maladie sur son terrain, tandis que l'autre, ouvrier des champs, pourra rester indemne toute sa vie. Quand on aura organisé un service curateur à la santé publique, il nous est permis d'espérer que l'approche des villes sera formellement interdite aux campagnards qui se trouvent mieux chez eux que chez nous et qu'on pourra réduire ainsi la voracité des villes. De même tous les tuberculeux des villes devraient être envoyés vers les campagnes qu'ils ne sauraient contaminer.

Quoi qu'il en soit, et fort heureusement, l'immense majorité des germes atmosphériques est dépourvue de virulence et facilement vaincue par les moyens dont dispose l'organisme. Certains germes offrent une résistance si faible à l'action de la dessiccation, de l'oxygène et de la lumière, qu'ils ne peuvent conserver leur vitalité dans l'air. La contagion atmosphérique est inconnue pour la rage, la blennorrhagie (chaude-pisse, goutte militaire), le chancre mou, la syphilis, etc.

Voici les différentes maladies infectieuses dont la contagion s'opère en partie par l'air, avec les moyens ordinaires de leur propagation :

Fièvres intermittentes (*Paludisme, Malaria*). *Fièvre jaune.* — L'hématozoaire de la malaria (découvert par Laveran, professeur au Val-de-Grâce) n'est pas à proprement parler un microbe, un champignon ; c'est un organisme plus élevé, un animal inférieur qui vit dans les globules sanguins. Ce germe est en suspension dans l'atmosphère à certaines périodes de l'année et à certaines heures de la soirée, de la nuit et du matin. Le vent ne peut le transporter à de longues distances, et il reste localisé dans les terrains marécageux ou sablonneux (Rome par exemple).

Le virus de la fièvre jaune est inconnu. Apporté dans nos pays par les navires, la quarantaine imposée aux bâtiments sur lesquels la maladie est signalée, n'est quelquefois pas suffisante pour empêcher la maladie. A Saint-Nazaire, en 1862, l'épidémie de fièvre jaune s'est propagée dans la ville en frappant d'abord un tailleur de pierre qui travaillait à 200 mètres du navire suspect dont le débarquement avait été interdit. A Marseille, le navire *Nicolino*, ayant perdu un malade de fièvre jaune à Malaga, est isolé au lazaret le 7 septembre 1821. Le lendemain, les écoutilles du navire sont ouvertes. Trois, quatre, cinq, six jours après, des cas de fièvre jaune se répandent dans des navires qui entouraient le *Nicolino*. L'infection se transmet suivant la direction du vent.

Fièvre typhoïde. — La contagion de la fièvre typhoïde est plus fréquente, ainsi que nous le verrons, par les eaux de boissons. Cependant la transmission du germe par l'air est aujourd'hui indiscutée. Brouardel et Landouzy ont cité deux observations de propagation de la fièvre typhoïde par les tuyaux d'évent des fosses d'aisances. M. Ferrel rapporte qu'un pensionnat de jeunes filles, dont la santé était parfaite, avait été brusquement frappé d'une épidémie de fièvre typhoïde. Aucune cause ne pouvait être invoquée, sauf la très mauvaise odeur répandue dans la maison, huit jours auparavant, par la vidange de la fosse d'aisance ; cette fosse avait reçu, l'année précédente, les déjections d'une pensionnaire atteinte de fièvre typhoïde.

Brouardel et Chantemesse ont signalé, lors de l'épidémie typhique qui sévit à la caserne d'artillerie de Lorient, que les soldats qui couchaient à chaque étage autour de la fenêtre située au-dessus des cabinets d'aisance, souillés par les déjections typhiques, étaient tous pris de fièvre typhoïde.

Enfin dans le fumier, le bacille typhique conserve longtemps sa vitalité ; Bouchard raconte, d'après Gielt, « qu'un homme, ayant contracté à Ulm le germe du typhus abdominal, revient dans son village où la maladie ne s'était pas montrée depuis de longues années : l'affection se développe chez lui et parcourt ses périodes. Les déjections du patient sont jetées sur un fumier. Au bout de quelques semaines, cinq hommes sont employés à enlever ce fumier ; sur les cinq, quatre sont atteints de fièvre typhoïde, et le cinquième d'une diarrhée cholériforme. Les déjections de ces nouveaux malades sont enfouies sous un autre fumier qui n'est enlevé qu'après neuf mois;

EXPLICATION DE LA PLANCHE

Fig. I.

Charbon dans le sang d'un cobaye mort d'infection charbonneuse. Les bacilles charbonneux apparaissent colorés au bleu d'aniline au milieu du sérum sanguin et des globules rouges, dont la teinte rosée est due à l'éosine.

Fig. II.

Charbon en cultures pures. Les bacilles charbonneux proviennent d'une culture pure dans de l'urine. Ils sont colorés au violet d'aniline.

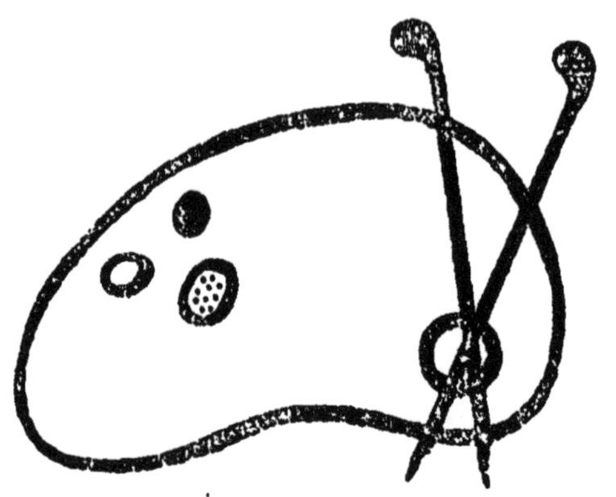

Pl. II.

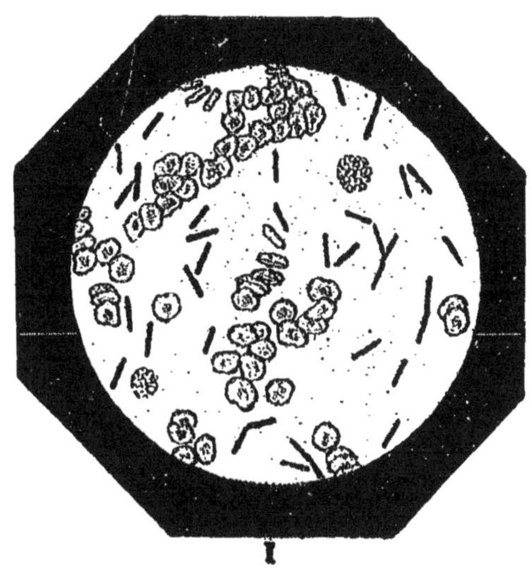

I

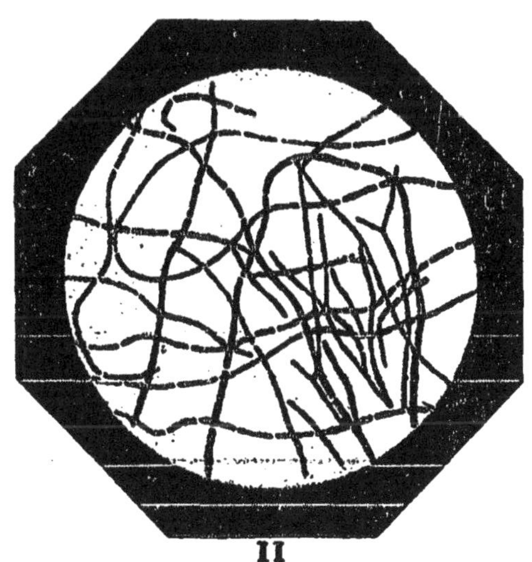

II

deux hommes ont été employés à ce travail : l'un d'eux contracte la fièvre typhoïde et meurt ».

Pneumonie, Influenza, Grippe. — Le pneumocoque de Talamon-Frænkel et le bacille de l'influenza perdent rapidement leur vitalité et leur virulence, lorsqu'ils sont exposés à l'influence de la dessiccation et de la lumière solaire. Cependant, comme tous les bacilles rendus à l'atmosphère par les crachats, ils restent entourés d'une gangue visqueuse qui leur permet de conserver leur virulence dans l'air pendant deux ou plusieurs semaines.

Diphtérie (Croup, Angine membraneuse). — Le bacille de la diphtérie reste très longtemps dans les linges, les vêtements et les poussières des appartements. Chantemesse a observé à Chagny (Saône-et-Loire) une épidémie de diphtérie qui présentait des recrudescences, toutes les fois qu'à la période des déménagements, de nouveaux locataires venaient occuper des locaux abandonnés par une famille qui avait soigné un ou plusieurs diphtériques.

Suette, Oreillons, Varicelle, Coqueluche. — Ces germes se transmettent par les poussières de l'air atmosphérique ; la durée du temps pendant lequel ils conservent leur virulence est inconnue.

Rougeole. — Le contage de la rougeole est inconnu. Il est contenu dans les produits de sécrétion de la muqueuse respiratoire et se diffuse dans l'atmosphère. Il ne se répand pas au loin, et un rougeoleux n'est plus contagieux au delà du septième jour de la maladie.

Variole et scarlatine. — Ces maladies sont

contagieuses dès les premiers symptômes et longtemps après ; au moyen des desquamations cutanées, les squames des scarlatineux enfermés accidentellement dans l'enveloppe d'une lettre ont pu à longue distance transmettre la scarlatine. Des vêtements de varioleux, mis au jour après des années, ont propagé la variole.

Choléra, Dysenterie, Typhus exanthématique. — Les vibrions de ces maladies sont également transmissibles par l'air.

Tuberculose. — La contagiosité de la tuberculose par l'air est la plus grave de toutes celles que nous avons examinées. Un seul phtisique élimine par jour dans ses crachats douze cents millions de microbes virulents. Si ces crachats ne sont pas soigneusement recueillis et brûlés, c'est là une source d'infection dont le rayonnement est incalculable. En dehors des quintes de toux, qui projettent dans l'atmosphère des particules de crachats, l'air expiré par un phtisique ne contient pas de germes.

D'une manière générale, il est presque permis de dire que les microbes propres de l'air ne seraient pas virulents, s'ils n'y retournaient après avoir été tamisés par un organisme. Un seul bacille de Koch (tuberculose) arrive au contact d'une muqueuse pulmonaire accessible, y pullule, reproduit des millions et des millions de bacilles virulents qui, rejetés avec les crachats, retournent bientôt à l'air et vont faire de nouvelles victimes.

Il est grand temps que le légiste donne aux hygiénistes un pouvoir plus étendu. A peine quelques mesures de sûreté ont été prises. Actuellement, et seulement depuis une loi promulgée en 1893 qui condamne de 50 à 200 francs d'amende tout médecin n'ayant pas déclaré une maladie infectieuse, un service de désinfection en permanence à l'hôtel de ville se rend aux domiciles des malades, fait passer à l'étuve tous les linges qu'ils ont souillés et vaporise de l'aldéhyde formique dans les appartements. Ce produit, sans attaquer en rien ni la couleur ni la qualité des étoffes, tue tous les germes qui se trouvent à leur surface, et tout danger de contagion est ainsi écarté. Encore faut-il que le médecin, pour faire sa déclaration, se cache de la famille qui ne sait pas lui pardonner son dérangement, ni se rendre compte du bien qu'on lui fait contre son gré.

Voici la liste des maladies que le médecin est tenu de déclarer :

Fièvre typhoïde ;
Typhus exanthématique ;
Variole et varioloïde ;
Scarlatine ;
Diphtérie (croup et angine couenneuse) ;
Suette miliaire ;
Choléra ;
Peste ;
Fièvre jaune ;
Dysenterie ;
Infections puerpérales ;
Ophtalmie des nouveau-nés (de nature gonococcique).

On remarquera que, dans cette liste, la tuberculose qui est responsable de la mortalité des villes dans la proportion *d'un quart*, n'est pas comprise. On a voulu ménager l'état d'esprit du phtisique et on laisse subsister un état de choses qui, à Paris, entre pour *un quart*, dans la mortalité totale annuelle. On laisse un tuberculeux, père, frère, ou mari, vivre au milieu de sa famille, inoculer ses enfants, ses frères, ou sa femme, par ses crachats qu'il lance ici et là, au hasard.

On laisse, dans les chambrées, les soldats se livrer à cet heureux sport intelligent et agréable, qui consiste à lancer le plus loin possible les crachats qui souillent le plancher et les murs pendant des années et des années. On laisse les bureaux des ministères et des grandes administrations pourvus de crachoirs en mauvais état, défectueux au point de vue hygiénique. Aucune peine n'est imposée aux personnes qui crachent dans les omnibus, malgré l'ordonnance timide qu'on y a affichée, et établissent ainsi des foyers d'infection, où, tour à tour, pour 30 centimes, 25 personnes sur 100 viennent prendre la maladie la plus terrible qui soit. Bien plus, les Compagnies de chemin de fer ne se sont pas encore donné la peine de faire afficher dans les compartiments l'avertissement salutaire et le chemin de fer de Ceinture en particulier est un vaste foyer d'infection. Comment faire comprendre au peuple les éléments de l'hygiène, quand des ingénieurs dûment avertis, ne voient pas l'importance de mesures semblables. Enfin, on ne désinfecte même pas la chambre où a vécu, où est mort un tuberculeux, et on laisse ainsi les locataires futurs venir chercher le germe de cette maladie, alors que devrait être imposée non seulement la désinfection ordinaire, mais encore la réfection complète des peintures (plafonds, boiseries) et des papiers de tenture de tout l'appartement.

On cherche en ce moment, dans les laboratoires, l'antitoxine tuberculeuse; on dépense beaucoup de force, beaucoup d'intelligence, beaucoup de temps et beaucoup d'argent, et l'on ne prend pas les mesures les plus simples pour *enrayer le mal dans sa racine.*

Le professeur Landouzy, qui proteste activement contre cet état de choses, a fait établir dans les couloirs de l'hôpital Laënnec des crachoirs montés sur tige qui reçoivent tous les crachats et ne permettent pas qu'on les dissémine à l'entour. Ces crachoirs contiennent un produit antiseptique (liqueur de Van Swieten) et non du sable, uniquement propre à une dessiccation plus rapide et à une contagion presque immédiate.

On a beaucoup plaisanté une cité américaine où il est défendu de cracher dans les rues, où chaque citoyen est tenu de cracher dans un mouchoir spécial qui doit être brûlé ou bien tout au moins bouilli, — et cela sous peine des amendes les plus fortes. Il serait à désirer que nous donnions prise aux mêmes sujets de plaisanterie.

Sans doute, chacun se dit : je ne suis pas phtisique, mes crachats ne sont pas dangereux. C'est là une profonde erreur. Tel microbe qui passa sur vous et vous laissa indemne, peut très bien causer les plus grands ravages chez votre voisin. D'ailleurs il n'y a pas dans les crachats que le microbe de la tuberculose. Vous y trouverez, même chez les mieux portants, le bacille de la pneumonie, le bacille de la diphtérie et beaucoup d'autres. Ces microbes se trouvent entourés d'une couche de viscosité favorable à leur développement et à leur virulence.

Il ne faut pas oublier que des premiers expérimentateurs qui établirent la contagiosité de la tuberculose, plusieurs sont morts pour avoir secoué des cochons d'Inde dans des boîtes où des crachats avaient séché.

Ils voulaient reproduire expérimentalement le mode de contagiosité des chemins de fer dont la trépidation secoue constamment les poussières. Ils n'ont malheureusement pas pris assez de précautions. Ceci se passait dans le laboratoire du professeur Malassez au Collège de France, et malgré les avertissements du maître, qui aujourd'hui recommande à ses élèves de ne toucher aux cultures de microbes que comme à des explosifs on ne peut plus dangereux.

CHAPITRE VII

Où vivent les microbes. — Le sol. — Contagion de la malaria. — Contagion du charbon. — Contagion de la septicémie. — Contagion de la fièvre typhoïde. — Contagion du tétanos. — Contagion de la peste. — Assainissement du sol. — La nitrification des matières organiques. — Le dessèchement des marais.

Le sol, comme l'atmosphère, constitue un réceptacle de ferments figurés; l'existence de germes dans le sol a été démontrée directement par la méthode des cultures. Il suffit de jeter une parcelle de terre dans un bouillon pour voir se développer un certain nombre de colonies bactériennes.

Le nombre des germes est variable dans les diverses couches. Très grand dans les zones superficielles, il diminue rapidement à mesure qu'on s'enfonce dans la profondeur ; les forêts incultes sont moins riches que les terrains cultivés, surtout quand ceux-ci sont habités. Les sables sont plus pauvres que les sols argileux et humides.

La plupart de ces microbes sont saprophytes : ils ont pour fonction de dissocier la substance organique qui a cessé de vivre, de la rendre propre à entrer dans la constitution de nouveaux êtres vivants. Dès que la vie a disparu d'un être organisé, animal ou plante, des microorganismes viennent en tirer leur subsistance. Ils reprennent ainsi les composés chimiques provenant de tout ce qui a vécu et les décomposent en éléments simples. Duclaux a montré que des plantes placées dans un terrain pourvu des éléments nécessaires à leur végétation, mais stérilisé au préalable, se développent incomplètement ; elles ne tardent pas à languir, à dépérir.

Van Tieghem a découvert des traces de bacilles dans la houille, qui n'est que le résultat de la transformation de forêts immenses, ensevelies sous l'eau et modifiées par la vie des infiniment petits.

En 1879, Miquel, faisant la numération des germes de la terre du parc de Montsouris, trouvait le chiffre de 700.000 bactéries par centimètre cube à vingt centimètres de profondeur. La terre de la plaine de Gennevilliers, soumise depuis dix ans aux pratiques de l'épandage des matières fécales, en renferme 870.000 à dix ou douze mètres de profondeur. Dans une terre de culture ordinaire, on en trouve en moyenne 900.000.

D'après C. Frænkel, les terrains souillés depuis des années par les impuretés d'une grande ville, et ceux des plaines campagnardes à l'abri des fumures artificielles, contiennent approximativement le même nombre de bactéries. La terre opère une véritable digestion des microbes. Il est d'ailleurs démontré que la lutte des microbes pathogènes contre les bactéries saprophytes tend à détruire les combattants de l'un et l'autre camp.

Les régions les plus peuplées siègent à un quart ou à un demi-mètre au-dessous de la surface, c'est-à-dire en un point où les germes échappent à l'action destructive de la lumière. Au-dessous d'un mètre, la chute brusque du nombre de microbes est manifeste dans tous les terrains, si bien que vers trois mètres et demi, quatre mètres ou cinq mètres, la terre est vierge. Le nombre des bactéries augmente pendant les périodes chaudes et humides de l'année.

Fièvres paludéennes (Malaria, Fièvres intermittentes). — Parmi les parasites du sol les plus dangereux, se trouve l'hématozoaire de Laveran, agent infectieux des fièvres intermittentes. Nous avons vu qu'il était impossible de cultiver ces microorganismes d'après la méthode qui réussit avec tous les autres. Laveran objecte à juste titre que, si les hématozoaires vivaient dans l'eau et dans le sol sous des formes identiques à celles qu'ils ont dans le sang, on ne voit pas pourquoi il serait si difficile de les cultiver dans de l'eau ou de la terre ; or ces essais de culture n'ont jusqu'ici jamais réussi. Il est plus probable que l'hématozoaire de Laveran existe dans les milieux palustres à l'état de parasite de quelque animal ou de quelque plante indéterminés. Peut-être peut-on attribuer ce rôle aux moustiques qui disparaissent dès qu'on draine les terrains et par conséquent qu'on entrave le développement des microorganismes.

Il est vraisemblable que la contamination s'opère par l'eau de boisson, encore qu'il soit difficile de s'assurer que l'air n'en est pas aussi l'intermédiaire, puisque les malades qui ont bu dans un pays en ont nécessairement respiré l'atmosphère.

Le paludisme est essentiellement une maladie

endémique; on peut délimiter les zones où il règne.

Le paludisme peut apparaître dans des localités où, depuis des années, il était inconnu, mais il est heureusement facile de le faire disparaître. Au XVIIIe siècle, les fièvres palustres, si communes en Hollande, y disparurent dès qu'on eut accompli des travaux pour endiguer la mer.

Dans les pays tropicaux, les fièvres disparaissent quand le sol est depuis longtemps desséché; la pluie, surtout lorsqu'elle dure peu, rend au sol une puissance fébrigène.

La fièvre palustre, inconnue dans les pays froids, augmente d'intensité progressivement vers les régions équatoriales. Ordinairement, dans les régions tempérées, elle ne règne que pendant la saison chaude. Pendant l'hiver, le germe du paludisme sommeille.

Les Arabes et les habitants de la campagne romaine, fuient la plaine pour les collines pendant la saison des fièvres : c'est d'abord parce que l'hématozoaire semble stagner au-dessus des plaines et de plus que les collines sont tout naturellement drainées. Laveran a noté qu'à Constantine, il suffisait d'habiter le quartier qui n'est élevé au-dessus du reste de la ville que de 100 mètres, pour être préservé des fièvres. De même en pays malarique, les habitants des étages supérieurs sont moins exposés que ceux du rez-de-chaussée.

Charbon. — Le charbon est si naturellement l'hôte du sol, que Koch croit à son introduction accidentelle dans le corps des animaux. Selon cet auteur, le charbon ne désire nullement un milieu meilleur que celui dans lequel il vit naturellement.

Comme le microorganisme des fièvres palustres, la bactéridie du charbon reste confinée dans de certaines zones de territoire. Mais Pasteur en a étudié la raison.

Ce grand savant, dont nous voyons la merveilleuse intuition résoudre les problèmes les plus obscurs de chaque branche, institua avec MM. Chamberlan et Roux un certain nombre d'expériences probantes.

Ayant jeté sur un pré des cultures virulentes de charbon, on fit paître un lot de moutons. Beaucoup moururent du charbon spontané, tandis que d'autres restaient indemnes. Mais si l'on prenait soin de répandre sur les herbes des objets piquants (feuilles de chardon desséché, épis d'orge), tous les animaux mouraient. Dès lors il était bien certain que les animaux qui contractaient la maladie étaient contagionnés par des germes qu'ils ingéraient. Comment ces germes arrivaient-ils au contact des herbes ?

On put constater facilement que les champs maudits où le bétail devenait charbonneux, étaient ceux où l'on avait enterré les animaux morts de la maladie. La putréfaction et les lésions mêmes de l'infection charbonneuse (hémorrhagie nasale) répandaient dans la terre en contact avec le cadavre des bactéridies virulentes.

Pasteur ayant enfoui dans un coin de la ferme de Saint-Germain un animal mort charbonneux, recueillit, quatorze mois après, un peu de terre de la fosse pour l'examiner bactériologiquement.

Il trouva en abondance la bactérie spécifique et tua même par inoculation quelques cobayes. Mais ce qui est curieux, c'est qu'il obtint les mêmes résultats avec de la terre prise à la surface de la fosse, sans que cette terre eût été remuée depuis l'enfouissement.

Quelle que soit l'époque à laquelle on fasse de telles analyses, quelles que soient les opérations de la culture et des moissons qu'on tente sur les champs maudits, la bactéridie se retrouve toujours à la surface des terres.

Comment la terre, filtre puissant, que M. Pasteur lui-même avait démontrée purificatrice des eaux, laisse-t-elle remonter des profondeurs des germes microscopiques, alors que les eaux pluviales tendent à opérer le mouvement inverse ?

Voici la solution de l'énigme : ce sont les vers de terre qui sont les vecteurs des germes. Se nourrissant, dans les profondeurs, de corps qu'ils mangent mêlés à de la terre, ils remontent ensuite à la surface et déposent au niveau de leur point d'émergence, leurs excréments sous forme de petits tourillons de terre. Les germes du charbon sont là, mêlés à d'autres germes. Pour s'en assurer, il suffit d'enfouir un animal charbonneux avec quelques vers. Si, ensuite, on ouvre ces vers et qu'on place sous le microscope le contenu de leur tube digestif, on trouvera en grande abondance la bactéridie charbonneuse.

Ce mode de contagion nous montre clairement le danger des cimetières, ainsi que Pasteur le faisait remarquer dans son rapport à l'Académie.

La prophylaxie de la maladie charbonneuse est

naturellement indiquée : on devra ne jamais enfouir les animaux dans des champs destinés à des récoltes de fourrages ou au pacage des moutons. Enfin il faudra choisir, pour l'enfouissement, des terrains peu propres à la vie des vers de terre, c'est-à-dire des terrains calcaires, très maigres, peu humides et facilement desséchés.

D'après l'observation de M. Tisserand, le charbon est inconnu dans la région des Savarts de la Champagne, encerclée cependant de pays charbonneux. C'est que, dans ces terrains pauvres, tels que ceux du camp de Châlons, l'épaisseur du sol arable est de $0^{m}15$ à $0^{m}20$, recouvrant un banc de craie où les vers ne peuvent vivre.

Dans des terrains semblables, l'enfouissement d'un animal charbonneux met en liberté de grandes quantités de germes qui, séjournant profondément dans le sol, resteront inoffensifs.

Bactéries de la septicémie (infection purulente). — Ce n'est pas seulement le charbon qui se transmet par cette voie terrestre.

Pasteur a trouvé des germes septiques dans toutes les terres végétales recueillies au voisinage des fosses d'animaux morts charbonneux. L'inoculation aux lapins ou aux cochons d'Inde des germes qu'il retira de ces terres, détermina aussi souvent la septicémie que le charbon. Dans des échantillons pris loin des fosses, le charbon disparaissait, mais la septicémie persistait. Il n'est donc pas douteux que ces germes, qui prennent part à la putréfaction, ne soient largement répandus à la surface de la terre. Si l'on songe que la septicémie est plus meurtrière que le charbon, cela ne laisse pas que de devenir inquiétant.

Heureusement interviennent des phénomènes d'atténuation qui nous préservent de ces microbes.

Fièvre typhoïde. — Les déjections des typhiques contiennent en grande abondance la bactéridie spécifique de la fièvre typhoïde. Cela est vrai *a priori* et a été prouvé maintes fois. Il nous suffira de suivre ce microbe depuis l'intestin qu'il vient d'attaquer jusqu'à celui où il s'implantera, pour comprendre comment peuvent s'établir la persistance et la dissémination de la fièvre typhoïde dans un pays qu'elle a une fois envahi. Quelques faits établiront mieux comment les déjections des typhiques peuvent être par elles-mêmes une source de contagion.

MM. Grancher et Deschamps ont répandu sur le terrain d'Achères des bacilles typhiques que l'on a pu retrouver cinq mois après à une profondeur de cinquante centimètres.

Cependant l'humidité, la nature du terrain, la température et l'aératian du sol peuvent influencer dans un sens ou dans l'autre le développement du bacille typhique.

Dans la tourbe humide, les bacilles meurent entre vingt-quatre et trente-six heures; dans un terrain sec (sable ou terre des jardins) meurent en trois ou quatre jours, leur vie se trouve considérablement accrue lorsque ces mêmes terrains sont humides.

D'autre part, voici un cas observé en 1866 par le Dr Budd à Kingswdood :

Un tout petit ruisseau, après avoir servi d'égout à 30 ou 40 maisons situées sur son parcours, arrive entre deux cottages auxquels on donnera les numéros 1 et 2, et traverse un cabinet d'aisance commun placé entre les deux maisons. A un demi-kilomètre de là, et après avoir circulé tantôt à couvert, tantôt à découvert, il passe de la même façon entre deux autres cottages, n°s 3 et 4, et sert aux mêmes usages, après avoir traversé une cour. Un homme est atteint de fièvre typhoïde dans le cottage n° 1. C'est le seul dans les 4 maisons signalées qui eût quelques relations avec la ville voisine de Bristol, et ses affaires l'appelaient souvent dans un quartier où existait à ce moment la fièvre typhoïde. Sa maladie s'accompagne d'une diarrhée abondante, qui dure une quinzaine de jours. Pendant ce temps, rien ne se produit. La santé reste parfaite dans toute la vallée. Au bout de trois ou quatre semaines, ce qui est, comme on l'a souvent remarqué, l'intervalle de temps qui sépare un premier cas de fièvre de ses nouvelles apparitions dans le même lieu, la maladie éclate non seulement dans le cottage n° 2, mais encore dans les cottages n°s 3 et 4, dont les habitants n'avaient aucune relation avec les premiers.

Il n'y eut aucun cas dans les maisons en amont des cottages n°s 1 et 2, ni ailleurs dans la region. « A ces faits on pourrait en ajouter un grand nombre d'autres, prouvant la contamination possible par les excréments des malades amenant le virus à l'extérieur; tant de voies lui sont ouvertes : si une parcelle de matière solide projetée s'effrite en poussière, les gaz se dégageant de cette matière en putréfaction emportent de fines particules qui restent en suspension comme toutes les poussières atmosphériques ; une eau qui contient le virus en suspension est projetée par les pieds des animaux et des hommes; les mouches peuvent se poser sur ces matières et de là se porter sur un aliment quelconque ou sur une portion de peau excoriée, etc.

D'une manière générale, s'il y a un virus quelque part, l'air doit en renfermer d'autant plus qu'il est plus voisin de la source où il puise, car à une certaine distance l'action de l'oxygène fera disparaître son rôle d'agent contagieux. Le Dr Budd cite le fait curieux d'une couturière communiquant une fièvre typhoïde grave à deux demoiselles pour lesquelles elle avait fait des robes de bal, parce qu'elle avait travaillé auprès du lit de son enfant, malade de cette fièvre.

La conclusion de tous ces faits est que le séjour continu dans la chambre d'un typhique est fort dangereux. Pour savoir avec quelle énergie peut se produire cette contagion, il faut se reporter à ces cas de fièvre éclatant dans un village où les maisons serrées les unes contre les autres rendent la dissémination du virus si facile. Dans une épidémie de fièvre, à Kingston-Deverill, en 1859-1860, 66 personnes sur 400 avaient été atteintes et il y avait eu 6 morts. Si, à un degré égal, une ville comme Paris était frappée, il y aurait 350.000 malades et 30.000 morts en quelques semaines (Duclaux). Dans les villes, heureusement, les causes de contamination ne sont pas aussi fréquentes; la propreté est en moyenne plus grande.

En résumé, la fièvre typhoïde s'étend d'autant plus facilement qu'on prend moins de précautions pour empêcher les matières intestinales des typhiques d'infester le sol et l'air des habitations. Là où ces précautions sont prises, la contagion est rare ou absente. La contagion est surtout facile dans la famille du malade, quand les lieux d'aisance sont mal aménagés, ce qui est le cas dans les campagnes.

Tétanos. — Le tétanos est encore un des hôtes de la terre. Il s'introduit dans l'organisme par les plaies, salies de terre à la suite des chutes. Le foin en contient de grandes quantités; aussi trouve-t-on ces bacilles en abondance dans le crottin de cheval. Le tétanos est une maladie fréquente chez les palefreniers. On en observe dans les villes à la suite des blessures où s'introduit la terre souillée des interstices des pavés qui reçoivent les déjections des chevaux; la moindre piqûre d'aiguille suffit à laisser envahir tout un organisme.

Citons un fait rapporté par Chantemesse qui montre jusqu'à quel point peut aller la minutie de l'observateur pour dépister l'étiologie d'une maladie. Une salle de chirurgie était connue pour la fréquence des cas de tétanos qui s'y développaient. Plusieurs fois des malades couchés successivement dans le même lit, étaient morts du tétanos. On recueillit, il y a quelques années, avec M. Widal, une petite quantité de poussière logée dans les fentes du parquet, devant le lit où se succédaient les tétaniques. L'insertion de cette poussière sous la peau de plusieurs cobayes les a tous fait périr du tétanos.

Ajoutons que dans certains pays, l'Annam par exemple, le bacille du tétanos est très largement répandu. Le tigre est redouté des annamites non pas tant à cause de sa férocité, qu'à cause de ses égratignures qui donnent toujours le tétanos.

Peste. — Un des premiers modes de transmission de la peste est le contact direct des malades. Les médecins et les infirmiers fournissent beaucoup de victimes dans les épidémies de peste.

La contagion indirecte par les objets souillés au contact du malade, est admise par la plupart des auteurs. L'air ne semble pas être un véhicule actif du germe de la peste ; toutefois on ne peut rien affirmer à cet égard. Le rôle du sol doit être important, puisque le bacille pesteux y a été trouvé par Yersin : il était semblable à celui retiré des bubons, mais il n'était cependant pas virulent.

Le rôle des animaux dans la transmission des germes pestilentiels, est certain et s'affirme par les faits suivants :

Dans les foyers de peste de l'Hindoustan, il est de notion vulgaire qu'à la veille de l'apparition de la peste dans une maison, on trouve des rats morts, des serpents morts près des villages infectés, et morts aussi les chacals qui mangent ces serpents.

Sur les rats ainsi crevés dans les rues de Hong-Kong, Yersin trouva le bacille de la peste en abondance.

Les mouches enfin peuvent jouer un rôle dans

la transmission. Yersin remarqua que, dans le laboratoire où il autopsiait les animaux pesteux, les mouches mouraient toutes aussitôt. Les pattes de ces mouches broyées et inoculées à un cobaye, ont fait mourir cet animal de la peste en quarante-huit heures.

Assainissement du sol. — Comme moyen préventif, il est rationnel de conseiller aux groupements d'hommes de ne pas ajouter d'immondices aux détritus organiques que la vie et la mort des êtres divers déposent indéfiniment sur le sol. Chez les peuples civilisés qui s'entassent pendant des générations dans les mêmes enceintes, il faut se réduire à empêcher l'étalage et l'accumulation des immondices, en les dirigeant et en les rendant inoffensives par leur pénétration profonde dans le sol.

Comment s'opère cette épuration par le sol ?

Elle s'opère par l'absorption, dans la couche supérieure du sol arable, des matières en suspension et même en dissolution dans l'eau.

Les matières en suspension sont retenues par le sol perméable opérant comme un filtre.

Les matières en dissolution sont arrêtées et fixées par la terre végétale.

C'est un savant anglais, M. Frænkland, qui, le premier, a mis en lumière d'une manière expérimentale le pouvoir épurateur du sol. Il disposa de grands tubes de verre de 2 à 3 mètres de hauteur et d'un diamètre de $0^m,20$, qu'il remplit de terre arrangée comme elle l'est dans le sol, en variant le cas suivant la qualité des différentes terres. Puis il versa, à l'extrémité supérieure de ces longs tubes, de l'eau d'égout chargée de matières fécales, telles que se présentent en Angleterre les eaux vannes.

Il vit que les eaux s'épuraient peu à peu en descendant, s'éclaircissaient à mesure qu'elles traversaient les différentes couches de terre, pour sortir du tube tout à fait claires et limpides.

C'est là l'origine des nombreuses expériences qui ont été entreprises depuis vingt ans sur ce sujet.

Nous avons vu que les microbes de la nitrification sont les agents de la destruction de la matière organique dans le sol. Les substances albuminoïdes qui forment en grande partie les détritus, les décomposent en composés ammoniacaux.

Grâce à ce prodigieux pouvoir des ferments nitriques et nitreux, on peut, sur un espace de terrain sablonneux, d'une étendue relativement faible, détruire rapidement et complètement l'énorme quantité de matières organiques contenues dans les eaux d'égout d'une grande ville.

Hiram Mills a installé à Lawrence (Massachusetts) une station expérimentale qui nous fournit un exemple typique.

L'expérience fut faite sur de grandes cuves de bois de 5 mètres de diamètre et de 2 mètres de profondeur, étanches et pourvues d'une canalisation permettant d'y répandre de l'eau d'égout et de l'en soutirer. La filtration s'opère à travers des sables de diverses grosseurs, de la terre végétale, de la tourbe ou de la marne. On peut épandre l'eau d'égout sur ces terrains d'une manière continue, en la laissant stagner, ou d'une manière intermittente, en attendant l'écoulement total de l'eau. Les meilleurs résultats furent obtenus par l'écoulement intermittent, parce que les microbes de la transformation ammoniacale ont besoin d'air. Avec un filtre convenablement réglé, Hiram Mills a pu obtenir l'épuration d'une eau d'égout à raison de 40.000 mètres cubes par hectare et par mois. L'eau recueillie en dernier lieu ne renfermait que 1 à 2/100 de la matière organique primitive. Au point de vue bactériologique et chimique, c'était une eau très pure et *potable*.

Les champs d'épandage de la ville de Paris sont loin d'être organisés aussi merveilleusement, mais il ne faut pas désespérer qu'ils le soient bientôt. Il suffit de bien connaître la nature des terrains favorables au développement des ferments nitreux.

M. Miquel a analysé l'eau de l'égout d'Asnières et cette même eau après filtration dans la plaine de Gennevilliers.

	Egout d'Asnières Quantité par litre	Après filtration Quantité par litre
Matière organique	35 milligr. 8	1 milligr. 6
Azote ammoniacal	21 milligr.	0 milligr.
Azote nitrique	5 milligr.	19 milligr.

Les 19 milligrammes par litre d'azote nitrique vont se perdre dans la Seine.

Comme l'a écrit M. Duclaux, le jour est proche où l'on sera assez maître des procédés de culture des ferments nitreux, pour pouvoir transformer les dépotoirs en fabriques de nitrates.

M. Chantemesse propose d'épurer convenablement les 500.000 kilos de matière organique que Paris rejette chaque jour, en améliorant le terrain de Gennevilliers ou d'Achères. Il suffirait de construire les drains de manière à ce qu'on pût faire un peu de vide à l'aide d'une machine aspirante, pour attirer dans le sol l'air atmosphérique et exalter l'activité des ferments de la terre, aussitôt que l'analyse de l'eau filtrée indiquerait un ralentissement de la nitrification. On pourrait aussi additionner l'eau d'égout d'une certaine quantité de ferments nitriques avant l'épandage et enlever de temps à autre la voûte de la surface des champs d'irrigation pour laisser pénétrer facilement l'air nécessaire; enfin, il faudrait pendant les grands froids de l'hiver, tendre, au-dessus des champs en fonctionnement, des toiles de tente destinées à empêcher le froid de ralentir l'activité des germes purificateurs.

Ainsi les champs d'épandage seraient pour la Ville de Paris une source de revenus. Non seulement ils détruiraient toutes les matières nocives des eaux d'égout, mais ils fourniraient une quantité d'azote nitrique dépassant deux millions de kilogrammes par an. Or l'azote nitrique coûte aujourd'hui 1 fr. 75 le kilogramme. Nous serions en outre débarrassés des légumes suspects pour la culture desquels on utilise cet azote et qui encombrent nos marchés. On a voulu réhabiliter ces légumes. Il nous suffira de citer un seul exemple pour convaincre tout le monde. M. Laveran a communiqué récemment à l'Académie de médecine une observation curieuse du médecin en chef de l'hôpital de Bayonne. Cinq sous-officiers de la garnison entraient successivement à l'hôpital avec le diagnostic de fièvre typhoïde, sans que l'état sanitaire des casernes laissât rien à désirer. L'attention attirée sur ce sujet, le Dr Geschwind, après avoir analysé l'eau de boisson et fait l'examen bactériologique des viandes et des conserves où il ne trouva aucune trace du bacille d'Eberth (bacille de la fièvre typhoïde), pensa à incriminer les légumes et en particulier les salades qui étaient souvent consommées après un lavage insuffisant. Or, ces salades provenaient de champs maraîchers que l'on avait jugé utile « d'engraisser » par l'épandage de matières fécales : le bacille typhique fut trouvé en abondance dans le sol de ces terrains, ainsi d'ailleurs que le bacille de la tuberculose et celui de la dysenterie cholérique.

Un autre mode de souillure du sol des lieux habités peut être évité et même supprimé : c'est celui qui résulte de l'inhumation des cadavres. Les lois modernes ont déjà reporté les cimetières hors des villes; des tentatives ont été faites pour les éloigner davantage encore; lorsque la pratique de la crémation aura pénétré dans les mœurs, tout danger de ce côté sera écarté.

Mais ces causes morbifiques, inhérentes à toute accumulation d'individus, ne sont pas les seules. Nous avons vu que les fièvres palustres règnent endémiquement dans certains pays, grâce aux marais qui dégagent des pestilences diverses.

On a appliqué à l'assainissement du sol malarial deux procédés qui réussissent parfaitement : le drainage et la culture. Tout le monde sait ce que c'est que le drainage : par des canalisations disposées en pente douce, on répartit sur différents terrains trop secs l'eau qui s'accumule dans des dépressions étendues et s'y maintient dans un réservoir argileux naturel. A Londres, les fièvres qui régnaient autrefois furent arrêtées par le dessèchement d'un marais.

En France, le paludisme a perdu de son importance, depuis qu'on a drainé et cultivé les terrains de la Bresse, la Sologne, les Landes, le Morbihan, l'Algérie.

La culture s'impose encore par cette raison que le marais proprement dit n'est pas nécessaire à la vie de l'hématozoaire ; les localités humides et marécageuses lui suffisent.

Pour assainir le sol malarial, il faut cultiver des plantes qui absorbent et évaporent beaucoup d'eau. Différents végétaux ont été recommandés par Chevreul et Maury : le tournesol vulgaire et le houblon. Ali Cohen a protégé contre les fièvres une contrée du bord de l'Escaut qui en était infestée jusque-là, en faisant planter des bouquets d'*Hélianthux* à 30 ou 40 pas des habitations. En Prusse, le riz sauvage importé de l'Amérique du Nord prospère dans les marais en automne et les dessèche rapidement.

En France, on recommande actuellement la plantation de l'eucalyptus, qui joint aux propriétés des autres arbres, celle d'être aromatique et, prétend-on, fébrifuge.

Un seul exemple suffira : une grande propriété située sur la côte orientale de la Corse, près d'Aleria et du pénitencier de Casabianca, était inhabitable à cause des fièvres ; le garde même refusait d'y rester pendant l'été. Le propriétaire fit planter devant la maison du garde 200 à 300 eucalyptus et 400 à 500 eucalyptus le long d'un ruisseau. Ces plantations ont prospéré et le garde peut aujourd'hui habiter cette propriété été comme hiver, et les ouvriers qui descendent de la montagne pour travailler aux vignes ne contractent pas la fièvre.

CHAPITRE VIII

Où vivent les microbes. — L'eau. — L'eau de pluie, de source et de rivière. — Contagion de la fièvre typhoïde. — Contagion de la dysenterie. — Approvisionnement d'eau à Paris. — Le filtre Chamberland.

Depuis la plus haute antiquité, depuis les peuples d'Extrême-Orient qui n'usaient pour leur boisson journalière que d'infusions aromatiques, c'est-à-dire d'eau bouillie, la transmission des maladies par les eaux potables a été observée. Au moyen âge, en temps d'épidémie, on accusait une puissance malfaisante ou surnaturelle d'avoir empoisonné les sources.

Ce mode de contagion est le plus connu du public et nous ne pensons pas utile d'y insister outre mesure.

Il est bien évident qu'une grande rivière, souillée constamment par les déjections d'une grande ville, charrie dans ses eaux les putréfactions les plus variées et les microbes virulents des maladies. Il ne faut pas croire que les bactéries ne puissent vivre que dans des substances leur fournissant une nourriture suffisante. Elles peuvent résister et subsister dans des milieux pauvres.

Un grand nombre de microbes pathogènes peuvent vivre et se multiplier dans les eaux potables. En ensemençant avec des cultures virulentes les eaux de rivières, on retrouve longtemps après ces bacilles encore vivants. Voici un tableau qui peut donner une idée de la vitalité des bactéries dans l'eau pure :

Dans l'eau de rivière et dans l'eau distillée stérilisées :

Le *bacillus anthracis* (charbon) a été trouvé vivant au bout de 181 jours ;

Le *bacille de la fièvre typhoïde*, après 81 jours ;

Le *spirille du choléra asiatique*, le 39e jour ;

Le *bacille de la tuberculose*, au bout de 115 jours ;

Le *bacille de la morve*, après 57 jours ;

Le *streptococcus pyogenes*, le 15e jour ;

Le *staphylococcus pyogenes aureus* était encore vivant après 30 jours ;

Le *bacille du pus bleu*, au bout de 78 jours ;

La *pneumobactérie de Friedlænder*, après 8 jours ;

Le *micrococcus tetragenus*, au bout de 19 jours ;

Le *microbe du choléra des poules*, après le 8e jour ;

Le *bacille du rouget du porc*, après 34 jours ;

Le *bacille de la septicémie de la souris*, au bout de 20 jours.

D'ailleurs la plupart de ces bactéries vivent à l'état normal dans les eaux de rivière qui en renferment une grande quantité. Les eaux de source au contraire, d'après Pasteur et Joubert, seraient dépourvues de germes. Les eaux prises dans la vallée de la Vanne, à 170 kilomètres de Paris, sont parfaitement limpides, elles renferment fort peu de germes. Disons en passant que la limpidité de l'eau n'est pas une condition suffisante de sa pureté. Duclaux a compté jusqu'à 60.000 microbes par centimètre cube dans des liquides qui, au point de vue de cette limpidité, ne laissaient rien à désirer.

L'eau, sous quelque forme qu'on la retrouve, eau minérale, glace, neige, grêle, eau de pluie, peut renfermer des germes et leur servir de véhicule.

L'eau contient beaucoup plus de microbes que l'air. Voici quelques chiffres empruntés à M. Miquel, et qui donneront une idée de la quantité de microbes que contiennent les eaux à Paris, suivant leur provenance :

Provenance des eaux.	Nombre de microbes par litre.
Vapeur condensée de l'atmosphère.....	900
Eau du drain d'Asnières.............	48.000
Eau de pluie......................	64.000
Eau de la Vanne (bassin de Montrouge).	248.000
Eau de la Seine (puisée à Bercy, en amont de Paris).................	4.800.000
Eau de la Seine (puisée à Asnières, en aval de Paris).....................	12.800.000
Eau d'égout (puisée à Clichy).........	80.000.000

Maladies dont la transmission est attribuable à l'eau. — Aujourd'hui l'étude attentive des origines d'un grand nombre d'épidémies, a fourni les preuves absolues du rôle de l'eau dans la transmission de la fièvre typhoïde et du choléra. Citons comme exemple, d'après Chantemesse, l'épidémie de fièvre typhoïde du village de Lausen (Suisse). Ce hameau, où la fièvre typhoïde était inconnue, était alimenté jusqu'en 1872 par une source sortant du massif du Stockholden, qui sépare la vallée de Lausen de celle de Furlenthal. En 1872, à la suite d'éboulements de terrains, on remarqua que les crues de la source de Lausen concordaient exactement avec celles du torrent de la vallée de Furlenthal, située à l'autre côté de la montagne. Au bord de ce torrent existait une ferme ; les habitants avaient continué de laver leur linge dans le torrent et d'y jeter leurs déjections. Les choses persistèrent pendant plusieurs années : un jour une épidémie grave de fièvre typhoïde éclata à Lausanne et frappa tous les habitants, sauf quelques personnes qui faisaient usage de l'eau d'un puits particulier. Le Dr Hagler de Bâle fit toucher du doigt la cause de l'épidémie : il montra que le sel marin jeté dans le torrent de la vallée de Furlenthal apparaissait quelques heures plus tard dans l'eau des fontaines de Lausanne. Or, depuis quelques semaines, le tenancier de la ferme située sur le torrent était atteint de la fièvre typhoïde, contractée au cours d'un voyage. Pendant longtemps, il avait pu envoyer impunément dans la source de Lausen le produit de la lessive de son linge et les souillures de ses déjections. Dès qu'il eut la fièvre typhoïde, l'épidémie fut transmise à Lausen.

En 1886, Chantemesse et Widal, ayant constaté la présence du bacille d'Eberth (fièvre typhoïde) dans une borne-fontaine de Ménilmontant, établirent le rapport entre la période de distribution d'eau de Seine à Paris et les entrées pour fièvre typhoïde dans les hôpitaux. Ils trouvèrent que le nombre des malades augmentait notablement pour revenir à la normale trois ou quatre semaines après la fin de la distribution d'eau.

Signalons encore un mode de propagation imprévu :

Le professeur Baginsky, après avoir noté plusieurs cas de fièvre typhoïde chez des enfants habitués des piscines publiques de Berlin, examina bactériologiquement quelques échantillons d'eau. Après douze heures et après avoir servi à deux cents personnes, l'eau de la piscine contenait 90.000 germes par centimètre cube. Après vingt-quatre heures et le passage de 540 baigneurs, ce nombre s'est élevé à 270.000. Le bacille observé en plus grande abondance est celui de la fièvre typhoïde et de la dysenterie.

Ajoutons en passant que le professeur Baginsky, pour remédier à cet état de choses, propose de soumettre à un contrôle sévère les piscines publiques : un courant d'eau fraîche doit être maintenu pendant tout le temps du bain. Enfin les baigneurs ne doivent s'habiller qu'après s'être soigneusement séché le corps et s'être brossés et frottés au linge de flanelle pour faire tomber toutes les impuretés.

Les exemples de propagation du choléra par les eaux sont également nombreux. Au Carnier, petit village situé au-dessus de Monte-Carlo, le choléra avait éclaté en juillet 1893. Chantemesse, Balestre et Collignon constatèrent que le bacille virgule (spécifique du choléra) existait dans l'eau des puits. Il suffit de les fermer pour arrêter l'épidémie en quelques jours.

La quantité d'eau dont peut disposer un individu à Paris est en moyenne de 200 litres. Les collections naturelles auxquelles on a l'habitude de recourir pour assurer les besoins alimentaires sont les sources, *les cours d'eau*, les eaux superficielles sans écoulement et les eaux pluviales.

L'eau des sources entre pour une large part dans l'approvisionnement régulier des grandes villes; leur débit est variable selon les saisons, la plupart sont soumises aux fluctuations du régime des pluies dans chaque région; la nature des couches de terrain traversées par les eaux de pluie, influe directement sur la qualité de leur débit. Les sources spontanées présentent le plus de garanties.

Trois approvisionnent Paris : la Dhuis, la Vanne et l'Avre, qui donnent 250.000 mètres cubes d'eau; il faut ajouter à celles-ci les sources du Loing et de son affluent le Lunaing dont l'étude des travaux d'adduction est presque terminée. Les sources de la Dhuis sortent de terrains crayeux du bassin de la Seine, elles sont amenées à Paris par un aqueduc de dérivation qui aboutit à un vaste réservoir à 2 étages situé à Ménilmontant. Le débit de cette source, assez irrégulier, est d'environ 20.000 mètres cubes.

La Vanne naît dans le massif crayeux compris entre la Haute-Seine et l'Yonne; l'aqueduc qui amène ses eaux a un développement de 173 kilomètres et se rend au grand réservoir de Montsouris, à une altitude de 80 mètres; son débit est de 120.000 mètres cubes. Le réservoir de Montsouris a une capacité de 300.000 mètres cubes, il est à 2 étages. Le réservoir supérieur est divisé

EXPLICATION DE LA PLANCHE III

Fig. I.

Préparation microscopique d'un crachat de pneumonique contenant des pneumocoques en grande abondance.

Les pneumocoques ont été colorés au violet de gentiane ils sont entourés d'une auréole claire et réfringente : le fond de la préparation, les cellules desquammées et les globules blancs ont été colorés en rose par l'éosine.

Fig. II.

Culture sur sérum gélatinisé de bacilles de la diphtérie. Chaque amas blanchâtre figure une colonie bacillaire.

Fig. III.

Culture sur sérum gélatinisé de pneumocoques. L s colonies se sont développées a la surface du milieu de culture et sur le trajet de l'aiguille qui servit à l'ensemencement le pénètrent comme un clou.

Fig. IV.

Culture sur sérum gélatinisé de staphylocoques blancs. Les deux traînées blanchâtres figurent des colonies caractéristiques.

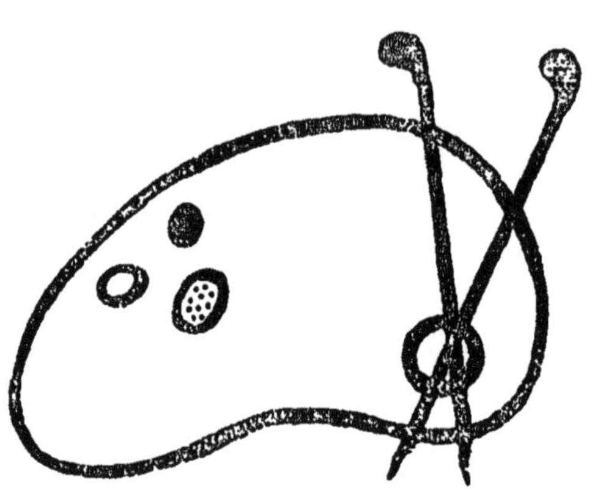

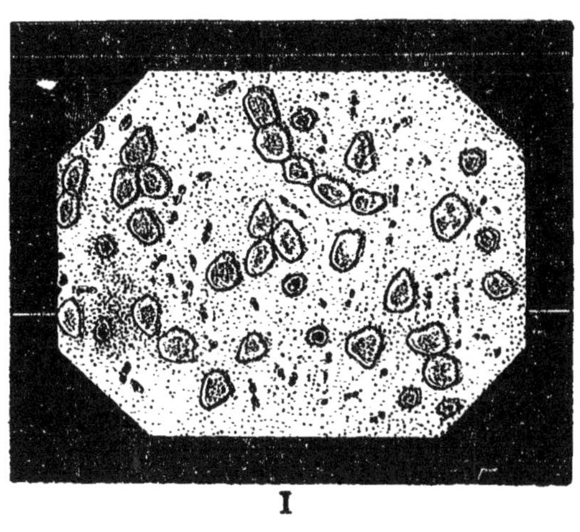

I

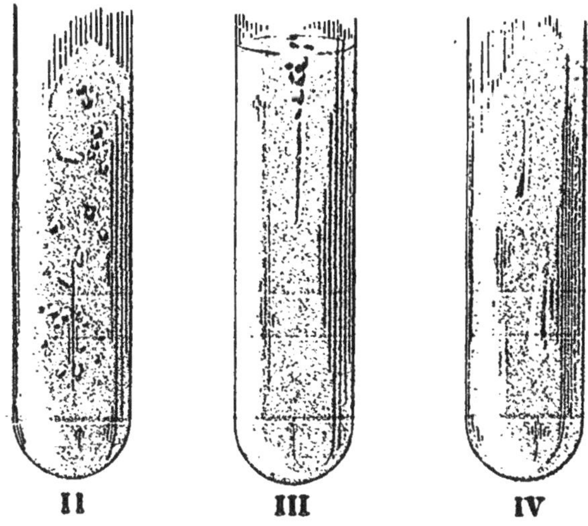

II III IV

en 28 compartiments étanches qui sont utilisés pour la répartition de l'eau.

Les sources de l'Avre sont captées depuis l'année 1893; elles forment 2 groupes : 1° les sources de Breuil, dans l'Eure; 2° les sources de la Vigne, affluent de l'Avre (Eure-et-Loir). Les eaux sont amenées par un aqueduc de 1.400 mètres de long jusqu'à la vallée de la Vigne, d'où part un second aqueduc de 1.600 mètres qui déverse en même temps les eaux du deuxième groupe. Les eaux de l'Avre sont déversées dans le réservoir de Villejust. Cet aqueduc fournit 110.000 mètres cubes d'eau par 24 heures.

Toutes ces eaux reçues dans les réservoirs sont distribuées dans les différents arrondissements à l'aide de conduites maîtresses, de conduites accessoires et de service, sur lesquelles sont branchés les tuyaux d'origine de distribution privée; les conduites sont commandées par des robinets profonds que l'administration seule peut faire manœuvrer.

Les eaux les plus pures en usage à Paris sont celles de la Vanne; viennent ensuite celles de l'Avre et enfin les eaux de la Dhuis.

La stérilisation artificielle intervient, quand l'eau de source fait défaut. L'eau à épurer arrive sur de grands bassins formés de haut en bas d'une couche de sable fin de 20 à 30 centimètres, d'une seconde couche de graviers très petits, d'une troisième de graviers plus gros et enfin de roches volumineuses. La couche d'eau placée au-dessus du sable atteint 1 mètre de hauteur; son épaisseur règle le débit qui s'opère lentement.

L'eau filtrée qui en découle ne contient plus que 100 à 200 germes aérobies par centimètre cube, on ne peut guère obtenir une pauvreté plus grande de bactéries. Au début de son fonctionnement, ce filtre laisse passer un grand nombre de germes; un enchevêtrement de microbes et de corps étrangers se forme ensuite à la surface du filtre et ce dépôt forme l'obstacle principal au passage des microbes de l'eau nouvelle. A mesure que son épaisseur s'accroît, l'épuration devient plus parfaite.

Le danger de cette surcharge consiste dans la rupture de cette membrane et le passage subit d'une voie d'eau non épurée. Donc la mise en jeu de ces bassins de sable nécessite une surveillance attentive. Un perfectionnement notable de ce système a été réalisé dans l'appareil d'Anderson. L'eau traverse d'abord des cylindres rotatifs où elle se trouve battue avec de la limaille de fer; après quoi, elle est dirigée sur les bassins de sable où elle abandonne ses impuretés avec le sexquioxyde de fer de nouvelle formation. Le filtrat présente alors les qualités d'une bonne eau potable.

On est obligé d'employer les eaux de rivière, quand l'eau de source fait défaut. Sans doute, il serait désirable qu'on n'employât jamais l'eau des fleuves souillés par toutes les impuretés qu'une grande ville y déverse nécessairement. A Paris, on se sert des eaux de l'Ourcq, de la Seine (en amont) et de la Marne. Dans ces conditions, le filtrage de l'eau à domicile s'impose d'une manière absolue; s'il est encore possible de boire, sans courir grand danger, l'eau des sources captées pour l'alimentation parisienne, il n'en est plus de même dès qu'il s'agit d'eau de Seine.

Filtration à domicile. — L'ingéniosité des inventeurs semble s'être exercée tout spécialement dans cette voie d'enrichissement. Aucun filtre n'est cependant meilleur que le plus simple, qui d'ailleurs fut trouvé en premier lieu, le filtre Chamberland. Ces appareils, dans la composition desquels entrent des matières organiques (éponge, laine, amiante, toutisse), sont les moins durables, parce que ces substances finissent par se putréfier elles-mêmes. De plus il n'est pas facile de les nettoyer.

Les filtres à charbon ne méritent pas la réputation qu'on leur a faite : ils retiennent peu de matières étrangères, et la propriété qu'a le charbon d'absorber les gaz n'est pas absolument avantageuse, puisqu'il absorbe l'air de l'eau aussi bien que les autres gaz.

Le filtre Chamberland fut imaginé dans le laboratoire de M. Pasteur. Son usage se généralise d'autant plus aujourd'hui, qu'il est seul à satisfaire entièrement aux exigences de l'hygiène.

Il se compose essentiellement d'un vase de biscuit de porcelaine poreuse, en forme de bougie ordinaire, qui plonge complètement dans un manchon de métal en rapport avec la conduite d'eau à filtrer. La bougie intérieure est munie à sa partie inférieure d'un robinet par lequel l'eau filtrée s'écoule dans un récipient qui l'accumule. L'eau, par pression, passe à travers le vase poreux de dehors en dedans et se purifie de toutes les particules solides ou figurées qu'elle tient en suspension.

En accumulant en batteries de 8 à 10 les filtres bougies, on peut avoir un débit de 15 à 20 litres d'eau par heure. Ce dispositif est actuellement employé dans les écoles et les casernes.

CHAPITRE IX

La défense de l'organisme. — L'immunité naturelle. — L'envahissement des microbes et des humeurs bactéricides. — Les leucocytes et la phagocytose. — Le goût des leucocytes. — La lutte des leucocytes et des microbes. — La fièvre.

Ainsi répartis dans l'air, l'eau, le sol, à la surface des objets, sur la peau humaine, les microbes ont aussi pour habitats naturels toutes les cavités du corps accessibles à la contamination : la bouche, le tube digestif tout entier, les poumons, les voies génitales de la femme. Dans l'économie animale, végète une abondante flore bactérienne.

La chaleur et l'humidité des muqueuses sont des conditions favorables à leur pullulation. Ils se cantonnent dans les cryptes amygdaliennes ou sur le tartre et les particules alimentaires laissées dans la sertissure des dents. Selon l'heureuse expression de Widal, le nez et la bouche sont, pour les maladies des voies respiratoires, les antichambres de l'infection. On y trouve des parasites qui, vivant pour un temps en hôtes inoffensifs, sont prêts sans cesse à récupérer leur virulence. On y rencontre souvent le pneumocoque et les staphylocoques, constamment le streptocoque. On y rencontre même le bacille de la tuberculose.

D'une façon générale, le contenu intestinal est parmi les produits organiques les plus dangereux;

il renferme parfois les agents des infections primitives, dans le choléra par exemple.

Suivant Pernice et Scagliosi, on décèle des microbes dans la salive, dans l'expectoration, dans les selles, dans l'urine, dans le lait, dans la bile, dans le sperme, dans la sueur, dans les sérosités, etc... Toutefois il convient d'établir des distinctions. Telle bactérie pourra ne pas être influencée par la bile qui jouit cependant, à l'égard d'autres espèces microbiennes, d'un pouvoir antiseptique absolu.

Dans de telles conditions, avant de chercher comment l'organisme devient malade, nous devons nous demander comment il peut rester bien portant; la santé n'est pas seulement la conséquence de son fonctionnement normal, elle est une lutte incessante et constamment triomphante contre les agents extérieurs conduits par l'air dans notre bouche, nos fosses nasales et nos poumons, par l'eau et les aliments dans notre estomac et notre intestin. Chaque région, chaque territoire de l'organisme a d'abord des moyens de défense qui lui sont particuliers.

L'homme introduit chaque jour dans ses poumons 10.000 litres d'air en 20.000 aspirations. Ce courant d'air amène au contact des muqueuses nasales, buccales, pharyngiennes et pulmonaires des corpuscules inertes et les germes innombrables qui peuplent l'atmosphère. Beaucoup de bactéries sont indifférentes, mais certaines peuvent devenir pathogènes, tels le pneumocoque, les staphylocoques, le streptocoque, les microbes de la putréfaction, le bacille de la tuberculose, etc...

Depuis sa première inspiration jusqu'à son dernier soupir, l'homme introduit donc constamment dans ses voies respiratoires de quoi faire la tuberculose, la septicémie, la gangrène, la pneumonie.

Cependant malgré tant de causes de contamination, l'alvéole pulmonaire est dépourvu de microbes, et reste stérile chez l'homme bien portant. Le suc retiré des alvéoles pulmonaires et examiné bactériologiquement par la méthode des colorations et des cultures, ne contient pas de microbes. Paul Claisse, en examinant les bronches d'enfants morts d'une affection ayant laissé indemne l'appareil pulmonaire, a montré que les microbes font défaut dans les alvéoles, apparaissent rares et clairsemés dans les fines bronches, puis augmentent progressivement à mesure qu'on s'approche des grosses bronches et de la trachée, pour pulluler enfin dans les cavités dont nous nous sommes déjà occupé. Le poumon joue donc à l'égard de l'air le rôle d'un filtre, puisque l'air expiré, d'après Tyndall, est optiquement pur, c'est-à-dire privé de toute particule en suspension. D'autre part, Shauss, ayant fait barboter à travers des bouillons de culture l'air expiré par des personnes saines et malades, ne put arriver à en ensemencer aucun.

Nous croyons donc que les bronches et les poumons semblent avoir une puissance providentielle pour arriver à détruire les germes de *contage*. Quel est le processus de la résistance ?

Les particules introduites avec l'air expiré trouvent un obstacle dans les poils qui tapissent le vestibule des fosses nasales et dans le mucus sécrété par les glandes lubréfiantes des muqueuses. Elles sont agglutinées par ces sécrétions et rejetées. D'autre part, la sécrétion continue des larmes, s'écoulant par le canal lacrymal dans la partie supérieure des fosses nasales, établit un courant de lavage. Enfin, les cils vibratiles qui tapissent la trachée, sans cesse agités à la façon de flagella, font un véritable balayage à la surface de l'arbre bronchique.

Un troisième mode de défense, d'ordre physique, intervient encore. Pasteur a montré que l'air a tendance à se décharger des germes qu'il contient, en passant à travers un long tube effilé.

Or l'arbre bronchique se subdivise par dichotomies successives en des milliers de fines bronchioles capillaires dont les parois attirent et fixent les particules en suspension dans l'air. Les bronches, à cette fin, sécrètent sans cesse un mucus dont le pouvoir bactéricide est très puissant. Lorsque ces sécrétions menacent, par leur abondance, d'encombrer les bronches, la muqueuse, grâce à sa sensibilité réflexe, produit la toux qui débarrasse par expectoration tout ce mélange nuisible.

Avec les sécrétions de l'estomac apparaît un antiseptique défini, l'acide chlorhydrique; mais son acidité s'affaiblit dans l'intestin où vivent en foule des bactéries, depuis les saprophytes vulgaires jusqu'aux microbes doués de virulence.

La muqueuse intestinale est peut-être la plus efficace barrière de l'organisme; les poisons qu'elle contient, les parasites qu'elle emprisonne causeraient une mort rapide, s'ils pénétraient dans l'économie. De plus, les produits variés qui s'y déversent tendent à assurer son antisepsie : la bile, l'acide sulfhydrique, les phénols, etc... M. Charrin, qui a étudié si admirablement le bacille pyocyanique, a trouvé que ce microbe virulent, ingéré, était à peu près inoffensif.

Pour pénétrer par la peau, les microbes exigent une solution de continuité, une porte accidentelle. C'est ainsi que s'établissent des infections variées : l'érysipèle (streptocoque), le tétanos, etc... A l'état normal, les qualités des sécrétions des glandes cutanées sudoripares défendent suffisamment l'accès du derme.

Supposons que, malgré ces moyens de défense, sous l'influence de causes extrêmement complexes qui tiennent tant aux conditions personnelles, héréditaires de l'organisme, qu'à la virulence, à la quantité et à la qualité des germes, le microbe spécifique de telle affection se soit définitivement installé pour pulluler commodément dans un milieu qui lui est favorable. Qu'allons-nous observer ? L'organisme va être le siège d'une série d'actions et de réactions fort curieuses, qui auront pour conséquence une élévation de sa température normale (fièvre), et un état morbide bien connu, caractéristique de toute maladie infectieuse. Comment l'ennemi est vaincu ou vainqueur, comment l'organisme attaqué sort indemne ou meurt, c'est ce que nous allons examiner. Il nous faut, au préalable, caractériser certains éléments du sang dont le rôle défensif sera si important qu'il est impossible de ne pas nous en occuper dès à présent.

Des leucocytes. — Les *globules blancs leucocytes* ou *phagocytes* sont des éléments cellulaires qui vivent dans le plasma sanguin.

Quand on laisse déposer une masse de sang extrait d'une veine ou d'une artère, on voit se produire un phénomène encore bien obscur : la coagulation. Une partie solide, rouge et fibrineuse se dépose au fond du vase (le caillot), tandis que surnage un liquide jaunâtre (le *sérum*). La partie solide du sang est uniquement formée de globules rouges et blancs qui, à l'état normal, sont en suspension dans le liquide, et à l'état coagulé, se trouvent imbriqués dans les mailles réticulées de la fibrine, substance liquide du plasma sanguin qui, brusquement, devient solide.

Le rôle dévolu aux globules rouges est nettement déterminé. Ce sont les auteurs de l'oxygène, depuis la surface pulmonaire jusqu'à l'intimité des tissus.

Sur une préparation microscopique, les globules rouges apparaissent comme du sable grenu, tandis que les globules blancs semblent des gouttelettes un peu plus grosses d'huile blanche.

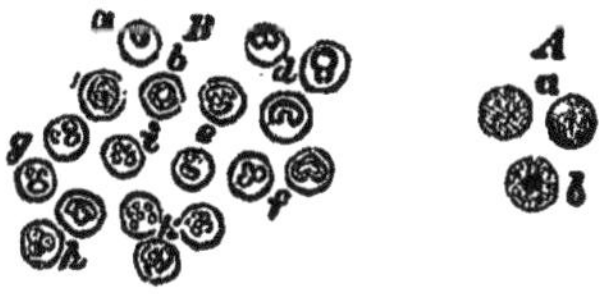

Globules blancs du sang (Leucocytes). D'après Mathias Duval. *Cours de physiologie*, J.-B. Baillère et fils.

Les globules blancs, mieux nommés globules incolores, ont 8 à 9 millièmes de millimètre, tandis que les globules rouges ont un diamètre de 6 à 7 millièmes de millimètre. On compte un globule blanc pour 300 à 700 globules rouges en général. Ils sont sphériques et se trouvent en grande abondance dans les vaisseaux lymphatiques qui les déversent dans le sang. Ce sont des cellules rondes, à noyaux, avec une surface un peu granuleuse. Examinés au microscope, avec un grossissement de 200 à 300 diamètres, ils présentent un contour irrégulier, une couleur d'un blanc d'argent, très fortement réfringent. Ils sont formés par une petite masse de protoplasma, sans enveloppe.

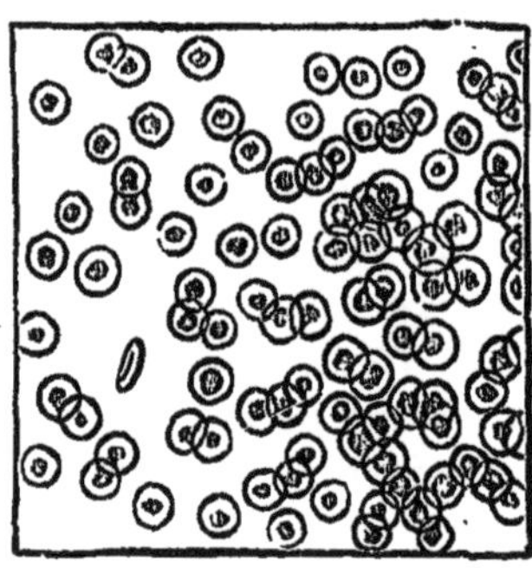

Globules rouges du sang, vus à plat. D'après Mathias Duval. *Cours de physiologie.*

Ces globules présentent une particularité que l'on ne retrouve chez aucune autre cellule de l'organisme : ils sont doués de mouvements spontanés, offrant une telle analogie avec les mouvements d'êtres inférieurs, unicellulaires, les *amibes*, qu'on les a désignés sous le nom de « mouvements amiboïdes ».

Pour progresser dans un liquide inactif, ces globules émettent lentement de petits prolongements digitiformes, des pseudopodes, et leur déformation s'accentuant, leur corps cellulaire tout entier se trouve bientôt avoir accompli un mouvement. C'est comme la coulée lente d'une gouttelette liquide, abstraction faite des lois de tension superficielle qui la maintiennent sphérique. Nous verrons plus loin que le parallélisme entre les globules blancs du sang et les amibes n'a rien d'artificiel.

Hofmeister et d'autres expérimentateurs avaient vu que les leucocytes absorbent des grains de cinabre, de vermillon, de certains pigments, des sels de plomb, des particules colorantes utilisées pour le tatouage, des granulations de charbon, des fragments de globules rouges. Enfin, on savait qu'ils pouvaient absorber des microbes, les emprisonner dans leur corps cellulaire et les digérer.

Metchnikoff a généralisé ces données et a établi une théorie de l'inflammation qui prévaut aujourd'hui dans la science.

L'inflammation. — On définissait autrefois l'inflammation par la simple énumération de ses quatre symptômes les plus constants : chaleur, rougeur, tuméfaction, douleur. Pour être grossier et de constatation facile, ce tableau n'en décrit pas moins généralement ce qui se passe au niveau de tout tissu enflammé (furoncle, anthrax, etc.).

Une liaison simple s'établit dès le premier abord entre deux éléments de l'inflammation : la rougeur et la chaleur; le sang, affluant en plus grande quantité par la dilatation des vaisseaux, produit une teinte rosée ou rouge plus ou moins sombre, et une élévation de température.

Quand on appliqua le microscope à l'étude de l'inflammation, on découvrit facilement que non seulement les globules du sang étaient accumulés en grande abondance à l'intérieur des vaisseaux, mais encore que des cellules nouvelles se trouvaient incluses dans le tissu enflammé : c'étaient des globules blancs.

Une grande querelle s'engagea pour élucider la provenance ou la genèse de ces cellules. Virchow pensait qu'elles provenaient des cellules normales du tissu, qui, gonflées et tuméfiées par le processus inflammatoire, proliféraient activement.

Cohnheim découvrit alors une curieuse réaction des cellules. Les leucocytes ont la propriété de franchir la membrane des artères et toutes les séreuses en général, sans qu'il y ait, dans ces tissus, la moindre solution de continuité. C'est le diapédèse des leucocytes.

Nous avons vu tout à l'heure que ces leucocytes se meuvent. Leur substance s'étire, se distend, émet une sorte de tentacule, de bras, dans la direction où ils veulent aller. L'extrémité de ce bras étant fixé, toute la masse tire sur lui pour progresser.

S'immisçant par les lacunes intercellulaires des membranes, les phagocytes peuvent donc se promener à droite et à gauche, où bon leur semble. D'ailleurs, les nutiques artérielles ou autres sont complaisantes, et quand un état aigu exige un grand mouvement des leucocytes, les cellules de revêtement se rétractent, prennent une forme globuleuse, qui facilite le diapédèse..

Les phagocytes incorporent un certain nombre de matières : des déchets de cellules détruites par des nécroses diverses, des microbes qu'elles saisissent, englobent et digèrent. Metchnikoff a signalé que la disparition de la queue des têtards est due aux phagocytes qui mangent lentement toutes les fibres musculaires.

Cependant les phagocytes ne font pas disparaître les microbes par pur amour d'un bien qu'ils sont peu aptes à concevoir. Pour eux, les microbes ou les diverses substances qu'ils tentent de s'assimiler, sont des aliments qu'ils travaillent de leurs sucs digestifs : peu à peu le microbe se fragmente, se résout en granulations, pour disparaître enfin complètement dans le corps du leucocyte. Cette lutte peut se suivre à l'œil, sous le microscope. La bactéridie se colore d'autant plus fortement qu'elle est plus intacte, et reste neutre aux réactifs dès qu'elle est désagrégée. On assiste donc, par ce procédé, à sa disparition progressive.

Mais comment comprendre que les phagocytes se trouvent dirigés par une sorte d'instinct vers les substances capables de les nourrir? Le microbe est pour eux une bonne proie. Voici, par exemple, comme le fait se produit dans le simple furoncle, une colonie bactérienne établie dans un follicule pileux. Des leucocytes arrivent de fort loin pour digérer les microbes avec bon appétit. Il est possible, à la rigueur, que ces leucocytes soient présents dans le voisinage en nombre suffisant ; mais comment supposer qu'ils puissent être avertis à des distances qui, proportionnellement, représentent pour nous des kilomètres ?

Pfeiffer leur a, pour expliquer ce phénomène, supposé une propriété spéciale qu'il a dénommée *chimiotaxie*, grâce à laquelle ils sont attirés ou repoussés par les corps étrangers, ainsi que nous le sommes nous-mêmes par le fumet d'un excellent gibier ou des odeurs désagréables.

On peut observer la *chimiotaxie* sur des êtres qui ressemblent beaucoup aux leucocytes, en ce qu'ils sont, eux aussi, réduits à une masse protoplasmique nue, et mobiles au moyen de tentacules qu'ils fixent à distance et sur lesquels ils se halent. Les spores de certaines fougères sont attirées à distance par des solutions d'acide malique ; celles de certaines mousses par des solutions sucrées. Les tanneurs désignent sous le nom de *fleurs de tan* des amas gélatineux de champignons microscopiques, les myxomycètes. Chacun des individus qui composent cette masse, flaire à distance les aliments qui lui plaisent, et roule sur ses congénères jusqu'à ce qu'il ait atteint ces aliments. On peut ainsi s'amuser à faire monter cette mousse le long d'un bâton, en lui présentant un aliment qu'on lui retire à mesure qu'elle avance.

C'est d'une faculté semblable que sont doués les leucocytes. Ils se déplacent dans les liquides qui contiennent en solution certaines substances, en allant des parties plus diluées vers les parties plus concentrées, auquel cas ces substances sont dites attractives, ou en allant des parties plus concentrées vers les parties plus diluées, auquel cas ces substances sont dites répulsives. Cet appétit de certaines substances et ce dégoût de certaines autres sont bien mis en lumière par des expériences ingénieuses de MM. Massart et Bordet.

Formons un faisceau d'une douzaine de tubes

de verre, fins comme un cheveu, fermés par un bout, et contenant chacun une petite colonne d'un liquide différent : dissolution de sucre, d'acides tartrique, citrique, malique, de peptone, bouillon ordinaire, ou liquide de culture de divers microbes. Le faisceau lié, on l'introduit avec toute la délicatesse possible dans l'intérieur d'un sac lymphatique de grenouille, et on l'y laisse séjourner quelque temps. Si on retire ensuite ces tubes, on s'aperçoit que les leucocytes ont manifesté leur choix diversement. Ils forment un bouchon plus ou moins épais, une agglomération plus ou moins compacte dans tous les tubes qui contiennent les substances de leur désir, pendant que les tubes emplis de substances désagréables à leur goût sont dépourvus de globules.

C'est là une expérience amusante, où le débit automatique de boissons est cependant laissé au libre choix du consommateur. Les comptoirs qui tiennent de l'alcool, du chloroforme, de l'acide lactique (substances antiseptiques) sont désertés. L'acide lactique, mélangé au bouillon qu'ils aiment, n'est pas davantage convoité. Quand, au lieu d'une culture contenant des bactéries vivantes, on remplit le tube d'un bouillon filtré, dépourvu de bacilles, les phagocytes ne manifestent aucun désir.

D'une manière générale, les substances les plus attractives pour les leucocytes sont les humeurs animales chargées de produits de désassimilation et, à un plus haut degré encore, les produits de sécrétion de certaines bactéries. Buchner a reconnu que le plus grand degré d'attraction appartient à la substance albuminoïde, constitutive du corps des microbes.

Cependant, malgré tout l'attrait de cette théorie, elle ne satisfait pas entièrement; elle n'explique pas tous les phénomènes observés dans le cours de l'inflammation.

S'il est admissible que l'inflammation soit caractérisée par la diapédèse des leucocytes vers un point vulnéré, vers un endroit où une colonie bactérienne installée leur apparaît une proie heureuse, on n'en peut pas moins constater que ce n'est pas là un phénomène premier, mais secondaire.

La congestion locale au point d'attaque a lieu avant l'arrivée des leucocytes, la transsudation du plasma sanguin au travers des membranes est également antérieure à l'afflux leucocytaire.

En définitive, on pense, avec Bouchard, que les endothéliums (tunique de revêtement interne des artères) sont doués d'une irritabilité spéciale qui les fait se contracter. Chaque cellule, ainsi que nous l'avons indiqué, prend la forme sphérique, globuleuse, permet ainsi l'exsudation du plasma sanguin et en second lieu la diapédèse phagocytaire.

Enfin, une autre action plus importante vient encore concourir à la progression des leucocytes et à leur accumulation au niveau lésé. On sait que les bactéries ne sont pas tant nuisibles en elles-mêmes que par leurs produits de sécrétions, leurs toxines. Ces toxines, agissant sur les terminaisons ou les centres nerveux, suivant que l'inflammation est locale ou s'est généralisée, paralysent et inhibent les nerfs vaso-constricteurs : il se produit ainsi une dilatation de tous les vaisseaux intéressés. Tel semble être le premier degré de la lésion inflammatoire.

En somme, si nous éliminons les points de détail qui n'ont d'intérêt que pour les progressistes et les chercheurs, nous voyons que la défense de l'organisme est surtout attribuable à la fonction phagocytaire. Nous venons de voir les leucocytes conduits sur un point (furoncle) et y digérer des bacilles. Mais le sang en charrie des quantités considérables et les répartit partout ; et ces colonnes volantes de phagocytes mobiles sont renforcées par des phagocytes fixes qui, en différents points du corps, happent les bacilles passant à leur portée. Telles sont les cellules en étoiles réparties dans tout le tissu conjonctif et tendues comme des toiles d'araignées en prévision d'un ennemi aventureux; telles sont aussi les cellules de la pulpe de la rate et de la moelle des os. Ainsi, nous voyons organisée toute une police sanitaire, avec des postes et des relais, dont le bureau central siège dans la rate et la moelle des os, qui expédient un peu partout des reconnaissances d'attaque.

Davaine et Delafond disaient, il y a une trentaine d'années, qu'une bactéridie microscopique peut tuer un bœuf. Toute l'Académie des sciences dut en sourire. Mais, ainsi que le fait remarquer Duclaux, la lutte est circonscrite entre les microbes et les globules blancs. En admettant, d'accord avec les résultats de M. Malassez, qu'il y en ait mille fois moins qu'il n'y a de globules rouges, leur poids total serait d'environ deux décigrammes par litre de sang. Or, la plus médiocre des cultures de microbes dans un litre de bouillon pèse davantage, et il y a, par exemple, plus de deux décigrammes de bactéridies par litre dans le sang d'un animal qui meurt charbonneux. Donc, au début de la lutte, au point d'inoculation, les forces en présence sont du même ordre, et, comme dans nos batailles, la victoire est à qui amènera le plus vite les plus gros bataillons.

Qu'au niveau d'un abcès, les microbes qui attaquent soient en nombre considérable, et les premiers rangs de phagocytes qui engagent le combat sont décimés et, tombant en dégénérescence, ceux-ci sont éliminés sous la forme du pus. Mais d'autres phagocytes, infatigables, viennent soutenir les premières lignes fauchées, et les bactéries sont enfin absorbées.

Si le microbe est très virulent, et l'organisme affaibli soit par une maladie constitutionnelle, soit par une prédisposition héréditaire, soit par un refroidissement accidentel, l'envahissement est trop rapide pour permettre aux globules de se mobiliser aux portes d'entrée, peau égratignée (érysipèle, tétanos, charbon), muqueuse intestinale (fièvre typhoïde, choléra), poumon (tuberculose, pneumonie, broncho-pneumonie), amygdales et pharynx (angine simple et angine diphtéritique), et l'infection se déclare. La fièvre, phagocytose généralisée, traduira dès lors le processus de la résistance.

Comment s'expliquer l'intervention accidentelle dans la genèse des maladies? Comment le « coup de froid », le « courant d'air », expressions naïves et populaires, peuvent-ils être en réalité les agents occasionnels de l'infection ?

Rien n'est plus ordinaire que d'entendre accuser le froid d'avoir provoqué un rhume, une fluxion de poitrine, une attaque de diphtérie ou de grippe. Marchez-vous dans une terre détrempée ou dans les rues de Paris par une journée pluvieuse, et le soir même, une pesanteur thoracique, des frissons, une angoisse respiratoire devancent la toux qui apparaîtra le lendemain, et l'expectoration qui surviendra quelques jours après.

Pasteur fit à ce sujet une expérience dont l'interprétation, encore qu'elle semble simple, prêta à de nombreuses discussions. Il prit une poule, animal réfractaire à une inoculation charbonneuse virulente, et lui maintint les pattes dans l'eau froide pendant quelque temps. Inoculée ensuite, la poule mourait rapidement du charbon. L'explication paraît évidente : la poule a une température trop élevée pour se prêter au développement de la bactéridie charbonneuse qui ne trouve pas dans son milieu des conditions d'existence favorables ; la réfrigération, abaissant la température centrale de l'animal, fait disparaître cette cause d'immunité et laisse pulluler la bactéridie.

Réciproquement, la grenouille semble avoir une température trop basse pour cultiver dans son milieu intérieur la même bactéridie; qu'on réchauffe cet animal, comme l'a fait M. Gibier, et l'infection se développe.

En réalité, l'interprétation de ces deux expériences est infiniment complexe et délicate. Ce qui prouve que la température élevée de la poule n'est pas la cause de son immunité, c'est que le pigeon, dont la température est à peu près la même, succombe facilement à l'infection charbonneuse.

D'autre part, la résistance de la grenouille ne tient pas à sa température peu élevée, puisque, au moins durant l'été, la bactéridie charbonneuse se développe à la température ambiante, qui est aussi celle de la grenouille.

C'est donc dans des changements d'ordre plus intime que nous devons chercher la cause de la prédisposition et de l'immunité.

Le froid engourdit et paralyse la phagocytose, l'activité des leucocytes. Sur la poule normale, ils suffisent à leur besogne; sur la poule refroidie, ils ne sont plus capables de la défense; ils sont plus sensibles à l'action du froid que la bactérie sur laquelle ils sont chargés de veiller.

Qu'un coup de froid vienne ralentir un instant le zèle des leucocytes, et les bacilles qui vivent constamment dans le pharynx et les grosses bronches, les pneumocoques, par exemple, pénétreront plus avant dans le tissu pulmonaire. Revenus à leur condition première d'équilibre et de force, les phagocytes entameront la lutte contre les envahisseurs trop pressés, mais ce ne sera pas sans dommage pour le poumon qui payera les frais de l'invasion et de la défense par une réaction inflammatoire qui aboutit à la pneumonie vulgaire.

Si l'invasion bactérienne virulente est extrêmement rapide, les phagocytes n'ont pas le temps de réagir ni de se mobiliser. Inoculons à travers la trachée un microbe virulent comme celui du choléra des poules l'est pour le lapin, l'animal succombe et l'examen microscopique nous révèle une grande quantité de microbes libres dans toutes les parties du tissu pulmonaire et dans le sang; en aucun point, on ne peut observer le moindre processus phagocytaire. L'infection résulte de l'impuissance des éléments cellulaires à lutter contre les parasites.

Enfin, certains tempéraments semblent favorables au développement de microbes spéciaux, soit qu'ils aient été touchés par une maladie antérieure, soit que leurs diverses réactions chimiques ne composent pas un milieu suffisamment résistant. Une expérience de MM. Nocard et Roux nous permet presque de nous rendre compte de ce mode infectieux : le cobaye résiste à l'inoculation du charbon symptomatique. Cependant si on injecte à cet animal une culture de bacilles charbonneux, en ayant soin d'y mêler quelques gouttes d'acide lactique étendu d'eau, l'animal meurt. Pour quelle raison? C'est que, ainsi que nous l'avons vu, les leucocytes sont repoussés par l'acide lactique, qu'ils ont fui devant lui, et que le charbon, ne trouvant pas de résistance organisée, a envahi le corps entier de l'animal. Ainsi sembleraient agir certaines intoxications déterminées chez l'homme, soit par la mauvaise nourriture, soit par l'inanition qui facilite la genèse des maladies infectieuses.

Signalons encore l'influence du système nerveux sur l'envahissement microbien.

Dans une expérience de Charrin et Roger, où ils avaient pour but d'étudier l'action du surmenage, un cobaye maintenu pendant quatre heures dans une roue comparable à celle des cages d'écureuil et animée d'un mouvement continu de rotation, avait un sang tellement envahi par les bactéries qu'une seule goutte donna huit colonies. Il ne s'agissait pas là de surmenage ; l'animal avait été passif ; il n'avait pas couru, mais avait été roulé pendant quatre heures. L'action de la frayeur et des chocs avait provoqué un véritable état d'arrêt des actes nutritifs, qui se traduisait par l'abaissement de la température. Au moment de la prise du sang, le thermomètre ne montait dans le rectum que jusqu'à 34 degrés. Les influences nerveuses inhibitoires entravent donc le phagocytisme normal, qu'accomplissent les cellules lymphatiques dans l'épaisseur du tégument interne, les cellules blanches sont aux prises avec les microbes vivant sur nos surfaces sans nous nuire. Donc, la suspension passagère du phagocytisme normal permet aux microbes de passer du poumon, du pharynx ou de l'intestin dans le sang.

État bactéricide des humeurs. — Il ne faut pas être exclusif, surtout lorsqu'il s'agit de théories. Si confirmées que paraissent être les idées phagocytaires, on ne saurait leur attribuer le seul rôle dans l'explication de la défense organique. Sans nier la phagocytose, il faut laisser place à ce qu'on a appelé l'*état bactéricide des humeurs*.

« Aucun des deux procédés pris isolément, dit

Bouchard, n'est capable de garantir ou de rétablir l'intégrité de l'organisme. C'est en général par le concours et l'association de l'un et de l'autre, que l'immunité est assurée ou que la guérison s'effectue. »

Cependant le phagocytisme est universel, l'état bactéricide semble accessoire.

Au contact des microbes qui, par effraction d'une des portes d'entrée, ont réussi à faire pénétrer dans le milieu intérieur d'un animal leurs toxines, le sang acquiert un pouvoir bactéricide qui le rend impropre à la culture de ces bactéries. Sans cet affaiblissement de la virulence des microbes, la phagocytose ne semblerait pas devoir s'exercer, encore qu'elle soit le meilleur agent de la lutte, puisqu'elle s'attaque au microbe lui-même.

En résumé, il est possible d'établir différents stades dans l'action des microbes sur un organisme.

Un microbe dont les produits de sécrétion seront appréciés des phagocytes, pourra vivre pendant quelque temps dans le point de l'organisme où il aura été déposé, et même s'y développer à la condition que les humeurs de l'animal ne soient pas bactéricides pour lui-même; mais les leucocytes circonscriront et pénétreront la région envahie par un mouvement tournant, vite démasqué, et feront disparaître les microbes aventureux. Puis, repus, ils retourneront dans le sang. Rien ne traduira extérieurement ces divers phénomènes.

Un autre microbe dont les produits jouiront

des mêmes propriétés, mais pourront, par accumulation, exercer sur les leucocytes un pouvoir nocif, attirera de même les éléments blancs du sang au point attaqué, et là engagera la lutte avec eux.

Les phagocytes détruiront bien les microbes, mais ils succomberont dans la bataille, par épuisement ; ils deviendront les cellules du pus et, se collectant, formeront ce liquide blanchâtre, épais et grumeleux, que tout le monde connaît. Mais encore une fois, les microbes vaincus, ils n'auront pu franchir la porte qu'ils avaient découverte.

Supposez maintenant un microbe semblable aux deux premiers, mais dont les sécrétions soient douées d'un certain degré de toxicité. Malgré l'appétence des leucocytes pour cette nourriture, elle se disséminera dans le sang, parce qu'elle sera sécrétée en grande abondance, et agira dès lors comme un poison. Les microbes restent localisés, mais leurs produits, véhiculés et brassés par le sang, vont toucher les cellules nerveuses dont ils provoquent la réaction fébrile, et sont éliminés par les différents émonctoires de l'organisme. C'est ce qui se produit dans les cas d'angines infectieuses, par exemple. Si les produits toxiques ne sont pas éliminés, ils s'accumulent dans le sang, et l'animal meurt empoisonné ; le système nerveux qui préside à ses fonctions organiques, est vraiment paralysé.

Supposez enfin un microbe dont les produits repoussent et paralysent les leucocytes ; ne trouvant aucune résistance devant lui, il envahira les tissus, cheminera dans les interstices cellulaires, et, arrivant dans la circulation générale, pullulera dans toute la masse du sang, empoisonnera l'organisme et causera rapidement la mort (Charbon).

Il causera la mort : est-ce à dire que, vivant abondamment dans un milieu favorable, il en tire une nourriture capable de priver l'organisme attaqué? Certainement non. Les microbes, comme nous l'avons vu, agissent par leurs toxines, leurs produits de désassimilation. Ils nous empoisonnent de leurs ptomaïnes, et la mort par infection n'est pas différente de la mort par intoxication. Un homme dont le rein malade ne fonctionne plus, retient dans son sang l'urée, l'acide urique, etc., qui ne tardent pas à dénaturer son milieu intérieur. Il meurt comme un être que l'on plongerait dans une atmosphère d'acide carbonique. La source du poison est intérieure dans un cas, extérieure dans l'autre. Tel est le mode d'action des bactéries.

CHAPITRE X

Les progrès de la chirurgie et de la médecine. — Une salle d'opération. — La propreté du chirurgien. — L'asepsie et l'antisepsie. — La thérapeutique des maladies infectieuses.

Il est une expression courante que vous entendrez dans les salons, employée par quelques personnes désirant montrer qu'elles sont au courant des choses scientifiques : « La chirurgie a fait beaucoup de progrès, mais la médecine est restée en arrière. » Il n'est peut-être pas urgent d'établir un parallèle entre deux ordres d'intervention qui, encore que dissemblables, savent s'aider réciproquement.

On pourrait toutefois remarquer qu'il serait plus juste de dire : « Les découvertes de la médecine ont permis aux chirurgiens d'être plus audacieux ». Ces découvertes médicales qui, depuis les travaux de Pasteur, en cinquante ans, ont pénétré plus de phénomènes qu'en une vingtaine de siècles; qui arrivent aujourd'hui à prévenir et à arrêter l'évolution des maladies infectieuses, ont enlevé aux chirurgiens un sujet constant d'échec : je veux dire la purulence.

Autrefois était réputé bon chirurgien celui qui savait opérer en le moins de temps possible. Ainsi on réalisait deux conditions essentielles : le malade perdait peu de sang, et sa blessure était peu exposée à l'air. Aujourd'hui, on peut mettre impunément deux heures pour faire une opération. D'où vient ce changement? C'est d'abord qu'une invention ingénieuse et utile, celle de la pince hémostatique, instrument destiné à fermer les artères dès qu'elles sont sectionnées, a empêché les grandes effusions de sang. C'est ensuite la pratique de l'asepsie et de l'antisepsie.

Lister, chirurgien anglais, est le premier qui comprit les idées de Pasteur sur les germes atmos-

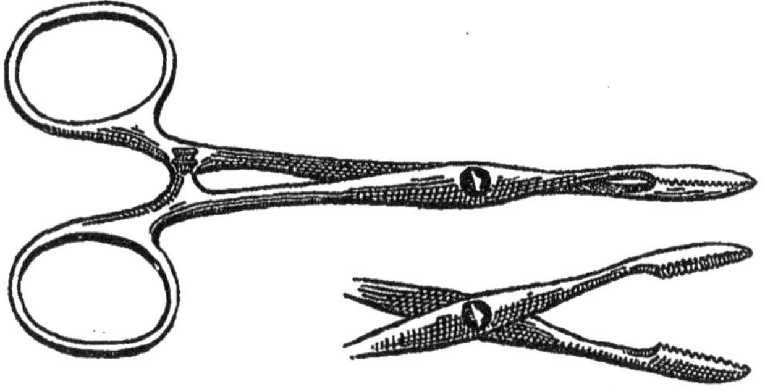

Pince hémostatique.

phériques et songea à en appliquer le bénéfice à la pratique chirurgicale. Il pensait que les complications des plaies, la purulence qui s'établit à la suite des opérations, étaient dues à l'action des ferments figurés atmosphériques ; en conséquence il isola les plaies du contact de l'air, en les protégeant d'une couche d'ouate.

Mais l'attention des chirurgiens portée sur cette question capitale, et d'autre part les conquêtes de plus en plus assurées de la bactériologie, amenèrent à penser que non seulement le contact de l'air était dangereux pour les opérés, mais que le chirurgien lui-même, par ses mains, par ses instruments, pouvait infecter son malade.

On désigne sous le nom d'*antisepsie* l'ensemble des procédés destinés à empêcher ou à combattre la contamination des plaies accidentelles ou chirurgicales par les germes et microbes pathogènes. Elle consiste encore, une fois la contamination produite et la purulence établie, dans la lutte contre les accidents de l'infection.

A cette fin, on use des deux moyens : on rend *aseptiques*, c'est-à-dire dépourvus de tous germes déposés à la surface, les objets qui doivent toucher la plaie du malade et les mains du chirurgien. Il suffit pour cela de les exposer à une température qui tue les microbes. On dit que tous les instruments, tous les linges, les éponges, les fils sont stérilisés. On emploie, pour panser la plaie, des substances médicamenteuses, dites antiseptiques, dans lesquelles les bacilles ne peuvent pas vivre.

Des antiseptiques. Toutes les substances antiseptiques doivent jouir de la propriété de tuer les microorganismes avec lesquels elles entrent en contact intime.

Les antiseptiques liquides sont :

Le *Bichlorure de mercure. Sublimé corrosif*, qui entre dans la composition de la liqueur de van Swieten :

Bichlorure de mercure.........	1	gramme.
Alcool........................	100	—
Eau distillée....................	900	—

Pour les irrigations internes, cette solution est diluée dans quatre fois son volume d'eau.

Le *Phénol* (*Acide phénique*), dont la solution faible est ainsi constituée :

Phénol....... 25 grammes.
Alcool........ 75 —
Eau distillée. quantité suffisante pour faire 1 litre.

L'acide phénique est moins antiseptique que le sublimé. Il est d'ailleurs aujourd'hui généralement abandonné, parce que sa solution forte mortifie les tissus.

L'*acide borique*, employé surtout dans l'hygiène journalière parce qu'il est d'un maniement plus facile, moins dangereux et meilleur marché, quoique faiblement antiseptique. On le prépare en jetant deux cuillerées à soupe et demie dans un litre d'eau bouillante.

Le *permanganate de potasse* est exclusivement employé dans les salles d'opérations.

Les antiseptiques solides sont :

1° L'*iodoforme*, poudre jaune, que son odeur trop forte, caractéristique, a fait remplacer par l'*iodol* ;

2° Le *salol*, dont le pouvoir bactéricide est un peu plus faible que celui de l'iodoforme.

Comment est constituée une salle d'opérations. La salle d'opérations est assez éloignée de la salle où se tiennent couchés les malades opérés. Les malades opérés sont séparés des malades qui viennent du dehors avec des vêtements sales et des plaies non aseptiques. Les murs sont peints et vernis : ils sont lavés à la liqueur antiseptique toutes les semaines. Les fenêtres sont dépourvues de rideaux, ainsi que les lits, réduits au strict nécessaire : sommier entièrement en fer, un matelas, des couvertures. Il est interdit au malade d'avoir sur sa table autre chose que les objets usuels. Les interstices du plancher sont bouchés avec une cire spéciale, et les poussières sont enlevées au torchon mouillé.

La salle d'opérations, éclairée par en haut, est également peinte d'une manière uniforme. Le sol est en ciment ou carrelé. Le plafond est légèrement incliné, de façon à ce que les gouttes d'eau qui s'y condensent (la température pendant une opération est de 25°) ne tombent pas dans les plaies et s'écoulent latéralement.

Le mobilier se compose d'une table de fer matelassée sur laquelle on couche le malade, de quelques tables en verre nettoyées avant et après chaque opération, de vitrines en verre à armatures nickelées dans lesquelles on enferme les instruments, et du matériel de désinfection.

Ce matériel se compose d'une étuve dans laquelle on maintient par la vapeur sous pression une température de 110° à 120°. Dans cette étuve on a mis préalablement les compresses qui doivent toucher le malade, l'ouate et les éponges destinées à étancher le sang, les blouses et les tabliers que revêtiront le chirurgien et ses aides, enfin les instruments et les fils de suture.

A côté de cette étuve se trouvent, fixés au mur, deux tonnelets, l'un contenant de l'eau chaude, l'autre de l'eau bouillie refroidie. Enfin, dans un des coins de la salle, est disposé un lavabo pourvu de robinets distribuant l'eau aseptique, bouillie,

EXPLICATION DE LA PLANCHE IV.

Envahissement du poumon par la voie bronchique (d'après Claisse).

Fig. I.

Les streptocoques, colorés au violet de gentiane tandis que la coupe du tissu pulmonaire est colorée en rose par le picro-carmin, sont amenés au contact de l'épithelium bronchique par l'air inspiré.

Fig. II.

Ils produisent, par irritation, la desquamation de cet épithelium.

Fig. III.

Ils envahissent le tissu pulmonaire.

A. Bronchiole.
B. Alvéole pulmonaire.
C. Epithélium bronchique,
D. Noyau d'une cellule cylindrique de cet épithelium.
E. Tissu conjonctif.
F. Colonie de streptocoques.
G. Produit de désagrégation épitheliale, obstruant le bronchiole.

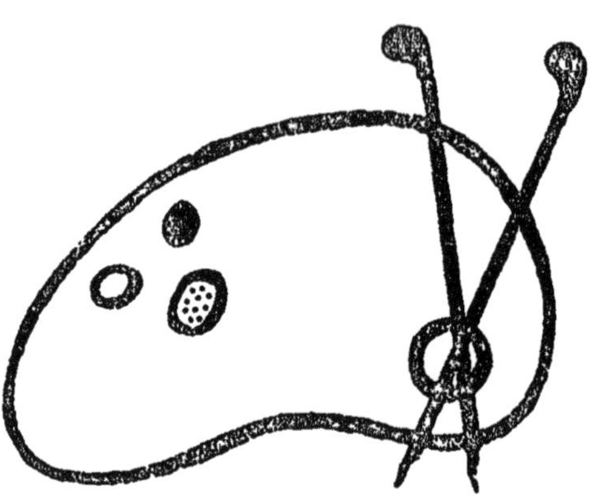

Pl. IV.

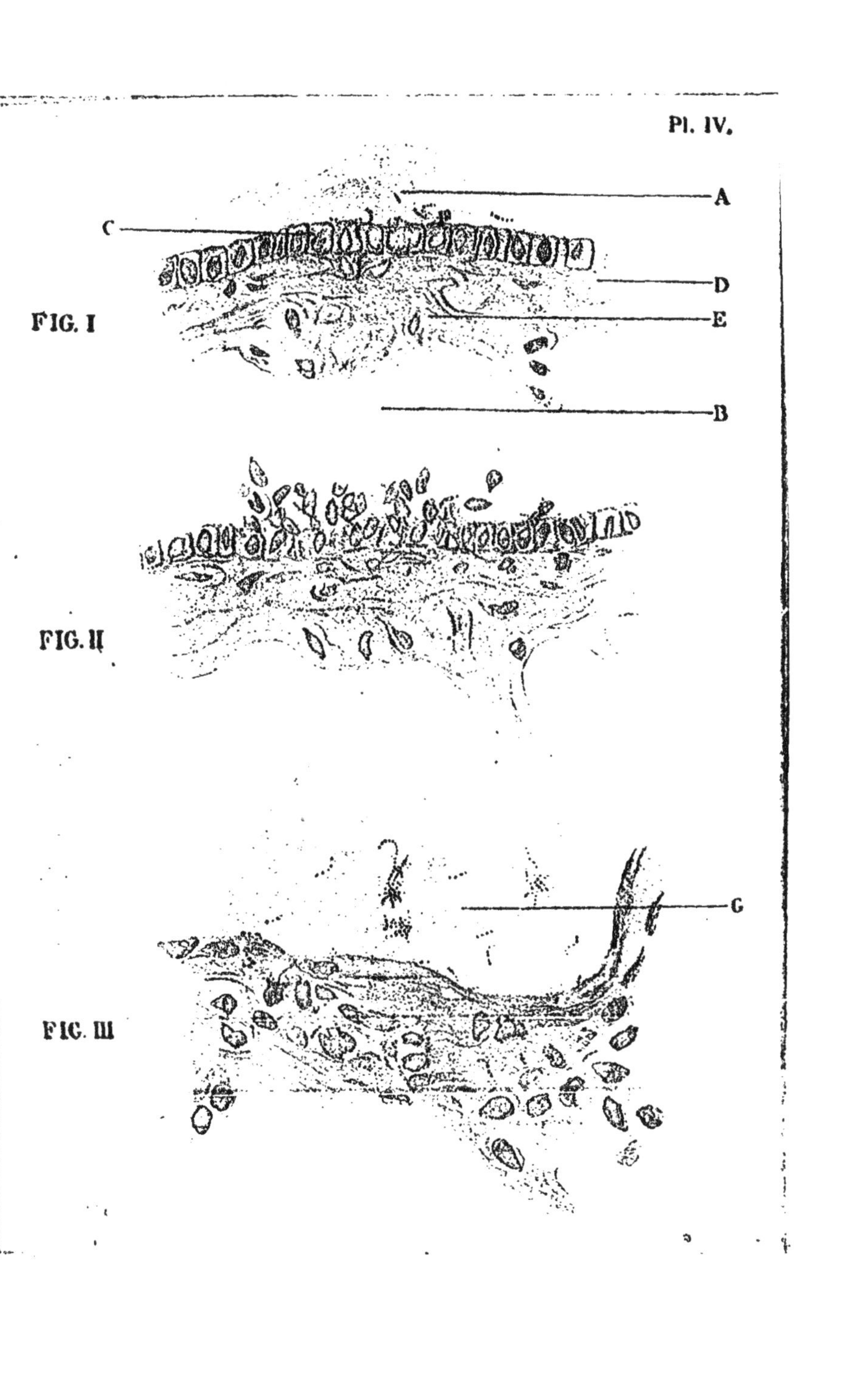

FIG. I

FIG. II

FIG. III

et les différentes liqueurs antiseptiques dont la principale est, ainsi que nous le verrons, la liqueur de Van Swieten. Les toilettes en porce-

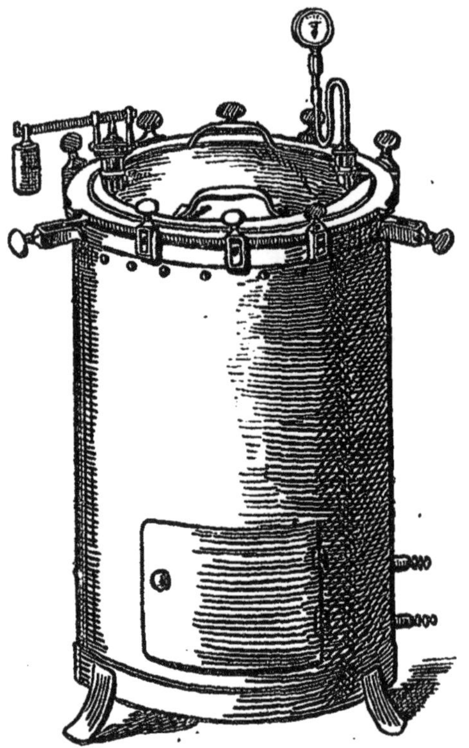

Autoclave de Chamberland, instrument de stérilisation.

laine, à écoulement direct, sont munies de brosses à ongles et de savons.

Avant toute opération, on vaporise dans l'atmosphère de la vapeur d'eau destinée à entraîner les bactéries contenues dans l'air.

Comment on opère. Ces dispositions prises, l'accès de la salle n'est plus permis qu'au chirurgien et à ses aides.

Le malade est endormi et déshabillé hors de la salle d'opérations.

Le chirurgien et tous ceux qui doivent l'entourer et approcher l'opéré, revêtent à leur entrée dans la salle une des blouses passées à l'étuve. Ils se lavent ensuite les mains. Cette opération capitale est fort complexe.

S'il est facile en effet de désinfecter des matériaux de pansement, des instruments, etc..., il n'en est plus de même quand il s'agit des mains des aides et de l'opérateur. C'est cependant de là surtout que vient le danger du transport d'éléments infectieux, d'agents pathogènes.

Les mains, avec leurs sillons innombrables, leurs orifices pileux et glandulaires, les doigts et surtout les ongles, sont loin de se prêter à une désinfection facile et efficace.

Le chirurgien a les avant-bras nus jusqu'au coude ; la désinfection proprement dite comprend plusieurs temps :

1° Nettoyage des ongles à sec. Les ongles et leurs sertissures sont de véritables nids à microbes. Aussi devra-t-on ne pas les porter trop longs et les tailler fréquemment ;

2° Lavage et brossage des mains et des avant-bras pendant trois minutes avec de l'eau bouillie chaude avec du savon de Marseille, ou un savon antiseptique ;

3° Sans s'essuyer, se brosser le bout des doigts et les ongles avec de l'alcool à 90° pour enlever toutes les substances grasses, puis se frotter mains et avant-bras encore avec de l'alcool et dans le même but ;

4° Plonger les mains dans une solution de sublimé au 1/1000 pendant deux minutes, en ayant soin de les frotter l'une contre l'autre ainsi que les avant-bras.

Enfin, récemment, on a encore accru les précautions antiseptiques. On passe à nouveau les mains dans une solution de permanganate de potasse qui brûle tous les germes et colore la peau en violet rouge, puis dans une solution de bisulfite de soude qui les décolore, et en dernier lieu dans la liqueur de Van Swieten (sublimé à 1/1000).

Les mains, une fois désinfectées, ne devront pas être essuyées, ni toucher quoi que ce soit.

Pour démontrer l'importance du lavage des mains, je tiens à citer le mémoire de Fürbringer dont les détails sont assez curieux. Dans ses expériences, l'auteur priait ses amis de se désinfecter les mains selon leur procédé ordinaire, puis leurs mains trempaient quelque temps dans un bouillon de culture, qu'elles ensemençaient si elles n'étaient absolument propres.

Voici les résultats :

Docteur A — Ongles moyens — 3000 colonies.
Docteur B — ongles très courts — 2 colonies.

Ces deux expérimentateurs n'avaient accompli que la moitié de la technique du lavage des mains. Un troisième, s'étant lavé au permanganate, n'ensemença pas les bouillons de culture.

Tout étant ainsi disposé, il s'agit de réaliser l'asepsie du malade.

Supposons que l'opération proposée soit une amputation de jambe.

Le membre tout entier est lavé au sublimé et au savon, puis brossé soigneusement et rasé. On le lave ensuite à l'alcool et à l'éther et on l'entoure de compresses aseptiques humides. On ne découvre que la partie dans laquelle le bistouri doit inciser.

Les instruments sont alors sortis de l'étuve et l'opération s'effectue.

Soins antiseptiques après l'opération. Des pansements.

Tant qu'une plaie menace de suppurer ou n'est pas fermée, on applique à sa surface un pansement humide ainsi composé :

1° Une compresse aseptique trempée dans une solution de sublimé ;

2° Par-dessus et dans l'ordre suivant :

un morceau de taffetas gommé empêchant l'évaporation ;

un morceau d'ouate aseptique ;

une bande de tarlatane enserrant et maintenant le tout en place.

Lorsqu'une plaie est en voie de guérison, on établit un pansement sec :

On répand sur la plaie une couche légère de poudre d'iodoforme ou de salol que l'on recouvre de gaze iodoformée ou salolée, d'ouate aseptique, et d'une bande de contention.

Ces pansements doivent être renouvelés chaque jour; et le panseur doit prendre les mêmes précautions de propreté (lavage des mains) que pour une opération importante.

Ces soins semblent excessivement minutieux, et il est impossible de croire qu'ils soient observés aussi strictement. Le fait se passe cependant chaque jour dans les hôpitaux. Il suffit d'y habituer tout un personnel. J'ai cité tous ces détails pour bien faire comprendre la méthode antiseptique, sa valeur, et à quelles conditions elle peut donner de bons résultats.

Il est bien évident, si l'on a compris l'esprit de cette méthode, qu'on peut traiter un blessé selon toutes les règles des procédés modernes, tout en étant dépourvu de tout. A la campagne, pour une opération d'urgence, il suffira de faire bouillir les instruments et les linges et d'user d'eau bouillie en lieu et place de tout autre antiseptique.

Un homme s'est-il blessé? il faut suivre toutes les prescriptions de la plus stricte antisepsie. Laver la plaie à l'eau bouillie ou au sublimé, n'y laisser aucun corps étranger (terre, écharde, souillures), établir ensuite un pansement humide.

Les résultats de cette méthode nous sont fournis par les statistiques hospitalières. Tandis qu'autrefois les septicémies, l'érysipèle, le tétanos, la pourriture d'hôpital, etc., étaient des accidents fréquents, ces maladies font complètement défaut aujourd'hui dans les services de chirurgie bien ordonnés. Le danger des opérations a diminué dans de telles proportions qu'on a pu tenter des cures inconnues jusqu'ici.

Il est évident qu'un jour viendra où les progrès de la sérothérapie, dont nous nous occuperons dans un chapitre ultérieur, permettront de couper court, dès leur début, au plus grand nombre des affections microbiennes. Diphtérie, fièvre puerpérale, tétanos, peste, érysipèle, rage, charbon, sont déjà en partie vaincus. Tout un peuple de chercheurs, en France, en Allemagne, en Russie, travaille à la sérothérapie de la tuberculose, de la fièvre typhoïde, etc... On opposera prochainement à ces maladies un vaccin qui triomphera d'elles presque à coup sûr, sauf les cas où la faiblesse organique du malade laissera la partie trop belle aux microbes.

En attendant, le médecin, appelé auprès d'un malade atteint d'une maladie infectieuse, n'en est plus réduit, comme autrefois, à attendre que la maladie veuille bien évoluer. Des principes que nous avons établis on peut tirer un certain nombre d'indications qui mettent le malade dans un état favorable:

1° Diminuer d'abord par l'antiseptie interne le nombre et la virulence des microbes. Hors trois maladies pour lesquelles on possède un médicament spécifique semblant agir directement sur le microbe (mercure,— syphilis; sels de quinine,— impaludisme ; salicylate de soude,— rhumatisme polyarticulaire aigu), on ne possède comme antiseptiques internes que des substances qui diminuent l'activité des agents infectieux, sans cependant anéantir leur action. Ils sont surtout actifs dans les cas où l'infection a son point de départ dans des ulcérations du tube digestif (maladies de l'estomac, fièvre typhoïde, diarrhée, dysenterie, etc...). Ce sont l'iodoforme et le naphtol.

Dans les autres infections, on emploie des antiseptiques qui se diffusent dans le sang (sulfate de quinine, — acide benzoïque : salol).

2° *Annuler l'action des toxines*, c'est-à-dire favoriser l'élimination des poisons sécrétés par les microbes, en ouvrant largement les voies physiologiques. Un sujet atteint de maladie infectieuse doit uriner et transpirer le plus possible. On peut faire boire aux fébricitants de 4 à 8 litres d'eau. Une méthode récente qui consiste à injecter directement dans les veines une grande quantité de sérum physiologique (eau, — sel marin) ne doit son succès qu'à l'urination abondante qu'elle détermine. On doit s'abstenir, dans les maladies infectieuses, de faire de la révulsion aves les vésicatoires qui, composés de cantharidine, congestionnent les reins et empêchent la dépuration urinaire.

3° *Soutenir le malade.* Étant donné un microbe pullulant dans le milieu intérieur et empoisonnant de ses sécrétats les centres nerveux, qui, directeurs des fonctions physiologiques, se trouvent paralysés et incapables de suffire à leur tâche encore accrue par les besoins urgents de la réaction morbide, le problème se pose ainsi : faire vivre le malade, c'est-à-dire le milieu, autant et plus longtemps que ne vivra le microbe lui-même. Nous avons vu que la fièvre typhoïde évolue en 21 jours, la pneumonie en 9 jours, etc. : il faut faire en sorte que le malade supporte l'action du microbe pendant ce temps. Le système sur lequel l'action thérapeutique est indiquée, est le système nerveux. On le soutient par les bains froids, les lavements froids, l'alcool et tous les toniques de l'organisme.

Il va sans dire que j'indique ici les grandes lignes de la thérapeutique infectieuse. Au médecin seul appartient le droit de décider la conduite à suivre. Mais on n'initiera jamais trop le public aux sciences médicales, ne serait-ce que pour obtenir de sa part un peu plus de complaisances aux ordres du médecin. Quand on en connaît les raisons rigoureuses, ils sont exécutés avec plus de fidélité. Je vise ici les bains froids en particulier, qu'il est souvent impossible de faire accepter dans les familles. C'est cependant à ce moyen thérapeutique qu'on doit de sauver aujourd'hui la plupart des typhiques.

A côté de ces préoccupations primordiales, il en est d'autres qui semblent à tort secondaires et d'une importance moindre: c'est l'hygiène du malade et de son entourage.

Il faut aérer la chambre d'un malade. La crainte de l'air est certainement la maladie la plus répandue ; et telle personne qui, dans la vie courante, ne craindra pas de s'exposer aux courants d'air, c'est-à-dire aux bronchites, rhumes, pneumonies, etc., se cloîtrera pendant dix, quinze ou vingt jours sous prétexte de maladie. Les gens du monde confondent habituellement *air* et *courant d'air*. Fuyez les courants d'air, mais prodiguez aux malades un air pur, même frais, souvent renouvelé, et faites-le dans toutes les maladies.

Il faut que la chambre d'un malade soit d'une propreté minutieuse, il faut enlever la poussière des meubles avec un linge humide, et ne pas la déplacer simplement avec un plumeau. Les personnes qui approchent le malade doivent se vêtir d'une blouse, changée chaque soir, et étuvée. Enfin les meubles doivent être réduits au strict nécessaire. Rien d'inutile ne peut rester : c'est un moyen de contagion future (rideaux de lit, tentures, etc.).

Les déjections et les crachats du malade sont recueillis dans des vases spéciaux, lavés ensuite à la liqueur de Van Swieten. Le garde-malade doit se laver les mains plusieurs fois par jour, avant et après toute approche du malade, avec la même solution.

Pendant la saison froide, la température d'une chambre de malade doit être de 15° à 16°. Pendant la saison chaude, vous rafraîchirez la chambre, soit en arrosant le parquet, soit en suspendant dans la chambre une pièce de linge mouillé, soit en faisant fondre de la glace.

CHAPITRE XI

Immunité acquise. — Vaccination. — Vaccination contre la variole. — Vaccination contre le choléra des poules. — Vaccination contre le choléra. — Vaccination contre la rage.

Depuis longtemps on avait remarqué qu'une première atteinte de la maladie par certaines maladies infectieuses, préservait d'une manière absolue contre toute attaque, ou en atténuait la gravité. On dit alors que l'organisme était vacciné.

La plupart des fièvres éruptives qui ont traversé un organisme ne récidivent pas : variole, scarlatine, rubéole, varicelle, oreillons. Cependant cette immunité ne semble pas définitive. Elle ne permet à l'organisme de résister que pendant un certain temps. Avant qu'on ne se fût assuré de cette constatation, des esprits trop prompts à conclure en ont profité pour mettre en doute le bénéfice des vaccinations médicales que nous allons étudier. Certes, l'immunité conférée par une première atteinte de variole ou de scarlatine n'est pas illimitée, et Servier a vu survenir les oreillons chez un soldat qui en avait été atteint cinq ans auparavant. Faut-il nier pour cela que, dans l'épidémie de rougeole qui décima les îles Féroë en 1846, les seuls habitants préservés furent des vieillards qui avaient déjà eu la maladie longtemps auparavant?

Enfin, la pratique des vaccinations jennériennes apporte une preuve décisive.

Variole et cow-pox. — Avant la découverte de la vaccine, il était d'usage d'inoculer la variole ; on choisissait pour cela un sujet atteint d'une variole extrêmement bénigne ; on inoculait le liquide d'un bouton varioleux comme on inocule celui d'un bouton de vaccine, et vers le septième jour la variole se déclarait et évoluait. Le plus souvent, le sujet inoculé avait une variole fort atténuée et gagnait l'immunité ; il était à l'abri des terribles conséquences du fléau. Il arrivait aussi que l'inoculation provoquait parfois des varioles graves et mortelles. En se soumettant à l'inoculation, on n'était jamais assuré de ne pas se donner presque volontairement la mort. Et d'ailleurs, les varioles contractées, pour discrètes qu'elles fussent, ne se produisaient pas moins avec tout leur cortège symptomatique et les accidents futurs qu'elles entraînent la plupart du temps (prédisposition à la tuberculose entre autres).

Ce n'est pas par hasard, comme on le voit, que Jenner a découvert la vaccine.

En expérimentateur exercé, en observateur sagace, il sut voir et essayer ce que le hasard lui présentait, à lui autant qu'aux autres. Etant encore écolier à Sodbury, Jenner vit une jeune fille qui se déclarait inaccessible à la variole, parce que, disait-elle, elle avait eu le cow-pox. Cette assertion resta dans la mémoire de Jenner, et elle servit de point de départ à ses recherches. C'était là une affirmation commune à l'époque de Jenner ; d'autres que lui avaient entendu la duchesse de Cleveland dire aux courtisans qui la menaçaient: « Je ne crains rien, car j'ai eu le cow-pox. »

Jenner, après avoir quitté Londres, était venu se fixer dans son pays natal et y pratiquait avec zèle l'inoculation variolique. Guidé par son souvenir d'écolier, il remarqua bientôt que certains individus inoculés restaient réfractaires et ne contractaient même pas de variole bénigne. Il se convainquit bientôt que cette immunité était dévolue aux personnes occupées dans les étables à soigner et à traire les vaches. Il vit que l'éruption se faisait sur les mains des vachers, surtout lorsqu'elles étaient gercées, et que cette éruption était caractérisée par des pustules semblables au trayon des vaches. Le trayon (cow-pox) est une variole qui s'atténue par le fait de son évolution dans le sang des bovidés. Enfin, remontant l'échelle de la contagion, Jenner découvrit que les vaches prenaient elles-mêmes la maladie du cheval (horse-pox).

Lorain, dans ses leçons sur Jenner, dit : « On sait la date de la première vaccination, comme on sait celle d'une grande bataille; ce fut le 14 mai 1796. Ce jour-là, Jenner prit du vaccin sur la main d'une jeune vachère nommée Sarah Nelwes, infectée par la vache de son maître, et il l'inséra par deux incisions superficielles au bras de James Phipps, gros garçon de huit ans. Cela réussit parfaitement et le vaccin de cet enfant servit à vacciner plusieurs autres enfants. James Phipps, soumis deux mois plus tard à l'inoculation de la variole, fut réfractaire. La preuve était faite. »

Aujourd'hui la vaccination s'est ancrée dans les mœurs, et personne ne songe à contester les bienfaits de cette méthode préservatrice. Il serait à souhaiter qu'on en pût dire autant de la revaccination, qui est généralement négligée dans les familles.

A quel âge faut-il revacciner ? Combien de temps dure l'innocuité variolique après la vaccine ? Ces deux questions, diversement résolues par les auteurs, ont été soumises par M. Lalagade à une étude statistique très curieuse qu'il a résumée dans le tableau suivant :

REVACCINATION AVEC INDICATION DE L'AGE : 2.201 VACCINÉS

AGE DES REVACCINÉS	TOTAL DES REVACCINÉS	SUCCÈS COMPLET	SUCCÈS INCOMPLET	RÉSULTATS NÉGATIFS	PROPORTION des succès complets pour 100
De 5 à 10 ans	217	19	23	175	8.75
10 15	324	150	42	132	46.29
15 20	335	160	17	158	47.76
20 25	473	238	32	203	50.31
25 30	208	104	15	89	50. »
30 35	164	81	14	69	49.39
35 40	98	26	9	63	26.55
40 45	95	12	5	78	12.63
45 50	101	13	3	85	12.77
50 55	49	5	3	41	10.20
55 60	66	6	2	58	9.09
60 65	32	2	1	29	6.25
65 70	39	4	0	35	10.25
	2.201	820	166	1.215	37.25

Ce tableau montre que, dès l'âge de 5 à 10 ans,

les revaccinations prennent, mais dans une assez faible proportion ; que de 10 jusqu'à 35, le nombre des résultats positifs augmente de façon à être vis-à-vis des revaccinations presque dans la proportion de 1 à 2, et enfin qu'après cet âge la réceptivité va en s'affaiblissant très rapidement. C'est donc surtout dans la première moitié de la vie que les revaccinations doivent être pratiquées.

Choléra des poules. — L'histoire de la vaccine est la première étape d'une longue série de travaux qu'ont inspirés les découvertes de Pasteur. Le principe en est toujours le même : atténuer un virus et l'injecter à un animal qu'on veut immuniser.

Encore une fois, dans l'exposé de cette question, nous aurons à énumérer les expériences de Pasteur. Les découvertes faites, l'intelligence trouve ordinairement un avantage à varier leur ordination pour mieux les présenter. Dès qu'il s'agit de faits touchés par Pasteur, le mieux qu'on ait à faire est de suivre la lucidité du génie qui les aperçut.

C'est le 9 février 1880 que Pasteur annonça à l'Académie des sciences qu'il était parvenu à immuniser la poule contre le choléra, par l'injection de cultures atténuées. « L'animal atteint de choléra, écrivait Pasteur, est sans force, chancelant, les ailes tombantes. Une somnolence invincible l'accable. Si on l'oblige à ouvrir les yeux, il paraît sortir d'un profond sommeil. Bientôt les paupières se referment, et le plus souvent la mort arrive sans que l'animal ait changé de place, après une muette agonie. C'est à peine si parfois il agite les ailes pendant quelques secondes. »

Le procédé d'atténuation des cultures du diplocoque spécifique du choléra des poules, consistait dans le vieillissement en présence de l'air. Dix mois suffisent pour lui faire perdre sa virulence.

Cette merveilleuse découverte de l'atténuation des virus va devenir entre les mains de Pasteur une des idées les plus fécondes qu'il lui ait été donné de réaliser.

Charbon. — Peu de mois après la découverte de Pasteur, le 12 juillet 1880, Toussaint annonçait sa méthode d'inoculation contre le charbon bactéridien. Il chauffait le sang à une température de 55° pendant dix minutes et l'inoculait aux animaux. Certains en mouraient, mais ceux qui résistaient restaient réfractaires, et les vaches guéries du charbon avaient présenté au niveau du point d'inoculation des œdèmes énormes. La fièvre avait été intense. L'inoculation renouvelée après plus d'une année, elles ne furent pas sensibles à l'action du virus.

Mais c'était là un mode de vaccination bien aléatoire. Pasteur montrait le 21 février 1881 que Toussaint, en chauffant le sang, n'avait fait qu'atténuer la bactéridie.

Partant de cette idée, il fit agir la chaleur sur des cultures pures et observa qu'à 42° la bactéridie ne donne plus de spores et diminue sa virulence. Reporté après quelque temps dans un nouveau milieu, le microbe conserve son atténuation.

Quand Pasteur communiqua ces résultats à l'Académie, des applaudissements éclatèrent, mais quelques-uns ne purent s'empêcher de dire : « Il y a un peu de roman dans tout cela. » Mais le président de la Société d'Agriculture de Melun, M. de la Rochette, ayant proposé à Pasteur de faire une expérience de vaccination charbonneuse, Pasteur accepta, malgré l'insistance de ses confrères de l'Académie qui le mettaient en garde contre une telle audace, tant il est rare que la réalisation d'une idée suive de si près son énonciation.

Le 28 avril, par une convention passée entre Pasteur et la Société de Melun, il fut décidé que 60 moutons seraient mis à la disposition de MM. Pasteur, Roux et Chamberland. Dix devaient servir de témoins, 25 subiraient deux inoculations vaccinales à dix ou quinze jours d'intervalle, et, quelques jours après, ces 25 moutons immunisés et les 25 restants seraient tous inoculés avec du charbon très virulent. En même temps, 6 vaches seraient vaccinées, 4 non vaccinées ; puis toutes inoculées avec les moutons.

Pasteur affirmait que les 25 moutons ainsi que les 6 vaches vaccinées résisteraient au virus.

Les expériences commencèrent le 5 mai 1881 dans la commune de Pouilly-le-Fort, et le 31 mai, jour de l'inoculation virulente, toute une foule s'était donné rendez-vous dans le champ pour assister au résultat. Tous les animaux furent inoculés et l'on prit rendez-vous pour le 2 juin, c'est-à-dire quarante-huit heures après.

Ce jour-là, sur les 25 moutons non vaccinés, 21 étaient morts charbonneux, 2 autres se mouraient et le dernier devait périr le soir même.

Les vaches non vaccinées avaient toutes des œdèmes volumineux au point d'inoculation et ne pouvaient plus remuer. Les moutons et les vaches vaccinés étaient en pleine santé, sautaient ou mangeaient paisiblement.

Rage. — Galtier, le 25 janvier 1881, annonça à l'Institut que l'injection intra-veineuse de la salive d'un animal enragé confère l'immunité au mouton. Mais ce procédé était trop infidèle, et Pasteur, Chamberland, Roux et Thuillier firent connaître une méthode de vaccination plus certaine : c'était l'emploi du bulbe rabique dont on injectait une émulsion sous la dure-mère.

Ces expérimentateurs constataient que les moelles de lapins morts de la rage perdaient leur virulence, quand on les soumettait à la dessiccation. Pour obtenir ce résultat, on les suspend dans un flacon fermé à l'ouate et dont le fond contient des fragments de potasse ; à partir du 13e ou du 14e jour, la moelle a perdu sa virulence. C'est avec des moelles ainsi préparées que Pasteur annonça, en 1885, qu'il avait rendu 50 chiens réfractaires aux inoculations pratiquées sous la peau et même sous la dure-mère.

Le 4 juillet un jeune enfant, Joseph Meister, était si gravement mordu que, de l'avis des professeurs Vulpian et Grancher, il était fatalement destiné à mourir. Le malheureux fut donc abandonné à Pasteur qui le guérit par ses vaccinations.

Depuis ce premier succès, de nombreuses personnes ont afflué de toutes les parties du monde au laboratoire de Pasteur. Le nombre des individus traités à Paris en 1891 atteignait 8.000, et dans le monde entier 15.000.

Voici actuellement comment on procède : on prend un fragment de moelle rabique de 8 millimètres, vieille de 13 à 14 jours ; on le broie dans un cmc de bouillon et on l'injecte sous la peau ; progressivement on arrive à injecter des moelles qui n'ont séché que pendant trois jours.

En s'appuyant sur des statistiques bien établies, on peut admettre qu'autrefois 16 pour 100 des morsures étaient suivies de mort.

Or nous voyons qu'après le traitement la mortalité est à peine de 1 pour 100. Encore est-on obligé de compter dans ce relevé les malades morts de la rage pendant le traitement ou dans les 15 jours qui ont suivi la dernière inoculation. Dans ce cas, la vaccination n'a pas eu le temps de rendre l'organisme réfractaire.

Voici les résultats du rapport de Dujardin-Beaumetz sur le traitement pasteurien : son efficacité apparaît certaine.

ANNÉES	NOMBRE DES INDIVIDUS MORDUS	INDIVIDUS TRAITÉS		INDIVIDUS NON TRAITÉS		MORTALITÉ DES INDIVIDUS	
		NOMBRE	MORTALITÉ	NOMBRE	MORTALITÉ	TRAITÉS	NON TRAITÉS
1887.	350	306	3	44	7	0.97 %	15.9 %
1888.	490	385	5	105	14	1.29 —	13.3 —
1889.	276	236	3	40	3	1.27 —	7.5 —
TOTAL.	1.116	927	11	189	24	1.18 %	12.69 %

La mortalité a donc été 11 fois plus grande

chez les personnes qui n'ont pas suivi le traitement que chez celles qui s'y sont soumises.

« Quand on a été mordu par un chien enragé, on a une chance de mourir sur six ; quand, mordu, on se fait inoculer, on n'a pas une chance de mourir sur cent. Aussi voici ma conclusion définitive : je ne me ferais pas vacciner en vue d'une morsure possible, mais je n'hésiterais pas à me faire inoculer après morsure. » (Bouchard.)

CHAPITRE XII

Immunisation. — Sérothérapie. — Sérothérapie antidiphtérique. — Sérothérapie antipesteuse. — Sérothérapie antitétanique.

Nous voici arrivés au point extrême des découvertes des principes utiles dans la lutte contre les bactéries. Sans doute la sérothérapie sera dépassée un jour par quelque autre méthode, mais ses succès rapides et l'avenir qu'elle permet d'entrevoir, lui laissent encore pour longtemps la suprématie.

On avait autrefois cherché à créer l'immunité en injectant à l'animal des doses progressives de produits solubles sécrétés par ce microorganisme : c'est la vaccination. La sérothérapie consiste à injecter du serum d'un animal préalablement immunisé : la vaccination ne peut que prévenir l'infection, la sérothérapie est capable de la guérir.

C'est à Richet et à Héricourt que l'on doit la découverte de cette nouvelle méthode. En 1888, ces deux savants injectèrent du sang d'un chien ayant résisté à une inoculation tuberculeuse, à des animaux tuberculeux, et obtenaient une amélioration de leur état. Bouchard et Charrin reconnaissaient bientôt que le sérum seul jouissait des mêmes propriétés que le sang. Enfin venaient les grandes découvertes de Behring et de Kitasato qui montraient que le sang des animaux vaccinés contre la diphtérie ou le tétanos, a la propriété de neutraliser les poisons produits par ces microbes.

Mais tous ces travaux n'avaient pas encore dépassé le laboratoire et ne semblaient pas près d'avoir une application pratique, lorsque Roux et

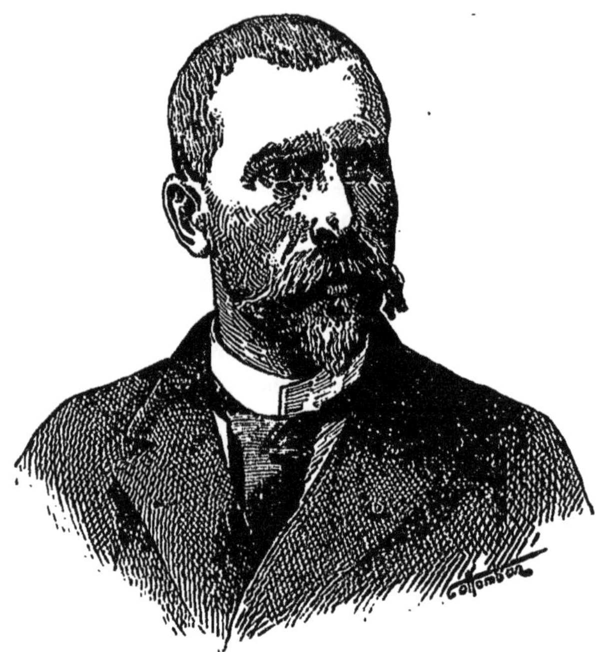

Docteur Roux.

Martin, poursuivant les recherches de Behring, publièrent, en 1894, leurs célèbres expériences sur la sérothérapie de la diphtérie. Trois cents enfants diphtériques avaient été traités par leur sérum et le succès était éclatant.

Sérothérapie antidiphtérique, d'après la méthode de Roux et Martin. — La diphtérie, ainsi que nous l'avons vu, est une infection produite par le microbe de Lœffer, qui s'implante sur une muqueuse (gorge, amygdales, voile du palais, fosses nasales, bronches, lèvres, organes génitaux, anus), et, de ce point d'attaque, répand dans l'organisme des toxines virulentes.

Voici quelques extraits de la communication de Roux et Martin, qui expliqueront clairement la méthode et sa portée :

« Les animaux fournisseurs du sérum antitoxique sont immunisés contre la diphtérie, c'est-à-dire accoutumés à la toxine diphtérique.

« Cette toxine est produite en cultivant le bacille diphtérique virulent dans du bouillon, au contact d'un courant d'air, et à 37°. Après trois semaines, les toxines sont suffisamment accumulées pour qu'on puisse s'en servir.

« Ces cultures sont filtrées sur une bougie Chamberland. Ainsi préparée, la toxine tue, en général, un cobaye de 500 grammes en quarante-huit à soixante heures, à la dose de 1/10 de centimètre cube.

« La toxine une fois obtenue, il s'agit d'immuniser les animaux qui vont fournir le sérum.

« On ajoute à la toxine un tiers de son volume de liqueur de Gram (iode dissous), de manière à l'atténuer. Un lapin supporte ainsi 5/10 de centimètre cube de ce nouveau liquide.

« De tous les animaux capables de fournir de grandes quantités de sérum antidiphtérique, le cheval est le plus facile à immuniser.

« On commence par injecter à un cheval des

doses de 1/4 de centimètre cube de toxine iodée à 1/10, et on arrive en vingt et un jours à des doses de 250 centimètres cubes de toxine pure...

« Si l'on saigne cet animal et que l'on recueille son sérum, on lui trouve des qualités manifestes antitoxiques. Ajouté à de la toxine pure, il la neutralise au point de la rendre inoffensive.

« Les animaux qui reçoivent l'antitoxine diphtérique contenue dans le sérum deviennent réfractaires à la maladie, presque immédiatement, mais cette immunité ne persiste pas et disparaît après quelques jours ou quelques semaines.

« Une fois la question du sérum antidiphtérique étudiée au point de vue expérimental, nous en avons essayé l'application dans le traitement de la diphtérie humaine. Toutes nos expériences ont été faites à l'hôpital des Enfants-malades, avec MM. Martin et Chaillou. Du 1er février au 24 juillet 1894, 448 enfants sont entrés au pavillon de la diphtérie et ont fourni 109 décès, soit 24.33 0/0; or, cette mortalité a été en moyenne, de 1890 à 1895, 51.71 0/0 pour un total de 3.971 enfants; le bénéfice procuré par le traitement, toutes les conditions restant les mêmes, est donc de 27.28 0/0. Au cours de cette même période, 500 enfants entraient pour diphtérie à l'hôpital Trousseau : 316, c'est-à-dire 63,20 0/0, succombaient.

« A tous les malades entrant, nous donnions systématiquement 20cmc de ce sérum en une seule piqûre, sous la peau du flanc. Vingt-quatre heures après la première injection, nous en faisions une seconde de 20 ou de 10cmc, et ces deux injections suffisaient le plus souvent pour mener à bien la guérison. »

Voici un tableau indiquant le pourcentage des décès à Trousseau et aux Enfants-malades, depuis quelques années avant et après l'emploi de la sérothéraphie antidiphtérique.

Années	Pourcentage. Trousseau		Enfants-malades.	
—	—		—	
1887...........	58.19	0/0	63.34	0/0
1888...........	58.29	—	65.18	—
1889...........	58.28	—	65.18	—
1890...........	58.64	—	55.81	—
1891...........	54.86	—	52.45	—
1892...........	52.47	—	47.75	—
1893...........	54.44	—	48.47	—
Emploi du sérum du 1er février au 18 septembre 1894 :				
Résultats...........	15.02	0/0	21	0/0

Actuellement, la mortalité par diphtérie est réduite de 13 à 20 0/0.

Sérothérapie antipesteuse. — Le 10 juin 1896, Yersin se rendit à Hong-Kong, muni de quelques flacons de sérum. Voici le récit qu'il fit lui-même de ses premiers essais :

« Le 20 juin, il n'y avait plus de peste à l'hôpital de Kennedytown : les 3 ou 4 décès survenant chaque jour à Hong-Kong avaient tous lieu dans des maisons chinoises, où, assurément, mon sérum et moi aurions été mal accueillis. Je me rendis à Canton : l'épidémie y était à sa fin ; d'ailleurs, malgré l'appui empressé du consul de France, M. Flayelle, il paraissait bien difficile d'essayer le sérum sur quelques Chinois pestiférés, car la population de Canton passe pour la plus turbulente de la Chine et la plus hostile aux étrangers. Un hasard heureux me fit rencontrer

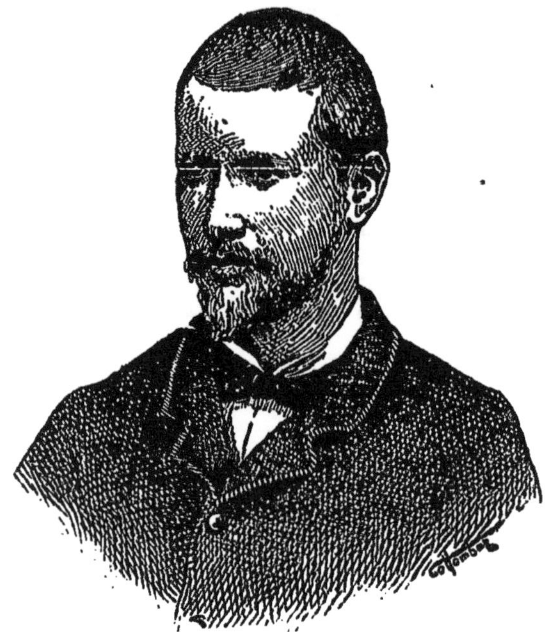

Docteur Yersin.

le malade cherché, et dans des conditions inespérées pour une tentative thérapeutique. Au cours d'une visite que je lui faisais, Mgr Chausse, évêque de la Mission catholique, me demanda si je connaissais un remède contre la peste.

— « Nous en aurions bien besoin, ajouta-t-il, car

un jeune Chinois de la mission est gravement atteint de cette maladie.

— « J'ai un remède, répondis-je à l'évêque, je le crois excellent, mais je ne l'ai jamais essayé sur un malade. »

« Mgr Chausse, qui considérait le jeune Chinois comme perdu, me conduisit près de lui et me donna toute facilité d'expérimenter le sérum, prenant sur lui toutes les responsabilités, si la tentative ne réussissait pas.

« Après trois injections de 10 centimètres cubes de sérum antipesteux, pratiquées en une journée, le malade, en se réveillant le lendemain, dit qu'il se sent guéri.

« La guérison est si rapide que si plusieurs personnes autorisées n'avaient, comme moi, vu le patient la veille, j'en arriverais presque à douter d'avoir traité un véritable cas de peste; je fus surpris, tout le premier, d'un succès si facile. A tout prix, je devais me procurer d'autres pestiférés.

« Je restai encore deux jours à Canton, pour suivre mon malade : sa convalescence s'affirmait, les forces revenaient avec l'appétit et je pus partir complètement rassuré, en laissant au consulat de France une seringue et quelques flacons de sérum, pour le cas où de nouveaux malades seraient observés au Séminaire. Ce sérum ne tarda pas à être employé, et je citerai textuellement ce que Mgr Chausse écrivait à M. Flayelle :

« M. Yersin est un médecin prévoyant. En gué-
« rissant le jeune séminariste, il a montré la va-
« leur de son remède; en nous laissant une serin-

« gue et quelques flacons de sérum, il nous a « épargné beaucoup d'ennuis. Deux nouveaux « cas se sont déclarés dans la même maison: « l'un, dimanche, l'autre, hier, lundi. On a « injecté la liqueur, et aujourd'hui les deux « élèves sont sur pied, les bubons ne sont plus « douloureux, la fièvre est à peu près tombée. »

Le 1er juillet, Yersin se rendit à Anoy, ville de 200 à 300.000 habitants, où, d'après les journaux, la peste faisait de grands ravages.

En dix jours, il eut à soigner 23 cas de peste. De ces pestiférés, traités par la sérothérapie, 2 sont morts et 21 ont guéri. Les deux qui ont succombé étaient arrivés au 5e jour de la maladie quand le traitement a été entrepris; l'un est mort 5 heures, et l'autre 24 heures après la première injection de sérum.

Voici le résumé des résultats obtenus à Anoy:

« 6 pestiférés étaient au 1er jour de la maladie : la guérison a été obtenue chez tous en 12 heures à 24 heures, sans suppuration du bubon, par l'injection de 20 à 30 centimètres cubes de sérum.

« 6 étaient au 2e jour: la guérison a été plus lente, et pour l'obtenir, j'ai dû injecter de 30 à 50 centimètres cubes de sérum ; elle était complète en 3 à 4 jours, sans suppuration du bubon.

« 4 étaient au 3e jour : la fièvre a persisté 1 à 2 jours après le début des injections ; la guérison a été plus lente et les bubons ont suppuré dans 2 cas (sérum injecté de 40 centimètres cubes à 60 centimètres cubes).

« 3 étaient au 4e jour: ils ont guéri en 5 à 6 jours;

un seul bubon a suppuré (sérum injecté de 20 centimètres cubes à 50 centimètres cubes).

« 4 étaient au 5e jour: 2 sont morts, dont l'état était désespéré au moment du traitement; les 2 autres ont guéri (sérum injecté de 60 centimètres cubes à 90 centimètres cubes).

« Ces 23 malades comprenaient : 6 jeunes garçons, 8 jeunes filles, 8 hommes, 4 femmes, 1 vieillard homme, 1 vieillard femme. »

Sérothérapie antitétanique. — Tant de chercheurs se sont rencontrés sur cette voie, tant d'expériences parallèles ou concordantes furent faites coup sur coup en Italie, en Allemagne et en France, qu'il est difficile d'attribuer à un seul l'honneur de cette découverte. Ceux qui mettent la dernière main à une œuvre et la parachèvent tirent le bénéfice de ceux qui l'ébauchèrent, et qui, après tout, furent les plus hardis. Quoi qu'il en soit, c'est surtout à Behring et à Kitasato, à Roux et à Vaillard que la médecine doit d'être munie aujourd'hui de la toxine antitétanique.

Pour préparer ce sérum, on injecte une forte dose de poison tétanique à un animal réfractaire, la poule, et quatorze jours après, son sérum possède un grand pouvoir antitoxique. On peut aussi employer le sérum d'animaux sensibles, rendus réfractaires par les injections progressives d'un mélange de toxine et de bichlorure d'iode, qu'ont préconisées Behring et Kitasato; ou bien encore par le procédé de Roux et Vaillard (mélange de la toxine à une solution iodée et injection de 5 centimètres cubes de cette toxine mélangée à 1 centimètre cube de solution de Gram). On diminue progressivement la dose de solution iodée, jusqu'à injecter la toxine pure.

Le sérum de l'animal ainsi traité est antitoxi-

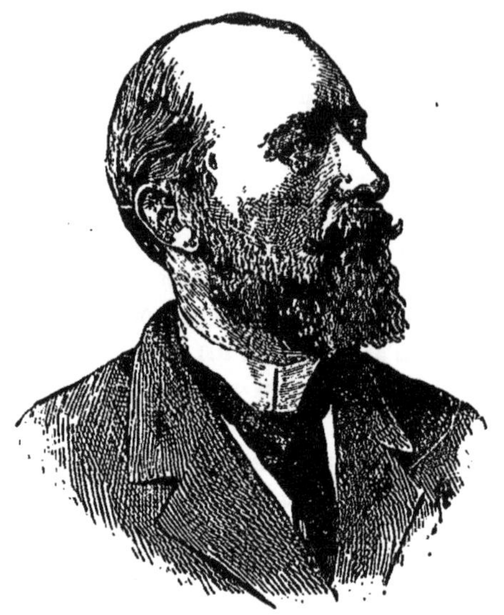

Professeur Behring.

que, et, quoique les résultats cliniques qu'on en a obtenus ne soient pas très brillants, il est permis de penser que son intervention est utile à la guérison du tétanos.

Nous n'avons parlé dans cette étude que des résultats. Nombre de recherches importantes, encore trop éloignées de la pratique médicale, n'ont pas été exposées. Les faits sont d'ailleurs complexes, si la méthode est trouvée.

CHAPITRE XIII

L'avenir de la lutte. — La défaite des bactéries pathogènes. — Les bactéries prochaines. — Le fatalisme de la mort.

Mais la vaccination et la sérothérapie ne sont pas seulement destinées à atténuer et à faire disparaître la plupart des maladies infectieuses, lorsque la méthode actuellement poursuivie aura donné tous les résultats qu'on en peut attendre. Ce n'est pas seulement la diphtérie-infection, la diphtérie-empoisonnement, la diphtérie mortelle qu'arrête dans son évolution le sérum de Roux. Ce sont aussi les paralysies consécutives, si rebelles à tous les traitements, c'est aussi l'altération du parenchyme rénal, c'est aussi l'adultération de tous les tissus de l'organisme chez lesquels la lutte généralisée a déterminé des réactions appelant la vieillesse avant l'heure. Quand on aura enrayé les désordres causés par les bactéries, on aura atteint dans leur origine les maladies qui se répartissent dans les différents systèmes nerveux, circulatoire, et le système des émonctoires. Mais, direz-vous, nous voici bien près de l'Age d'Or.

Subsisteront cependant les maladies que les hommes, par négligence des prescriptions de l'hygiène, voudront bien attirer à eux. Il nous restera encore l'alcoolisme pour détruire le foie et le cerveau; le saturnisme pour détruire la moelle épinière et le rein; toutes les intoxications en un mot aussi redoutables que les infections.

Et d'ailleurs, même en supposant vaincues certaines maladies infectieuses dont on se rendra difficilement maître parce qu'elles sont en quelque sorte latentes, par une longue atténuation de leur virus (syphilis), d'autres ne tarderaient pas à naître que nous ignorons encore.

La variole était inconnue en Allemagne avant 1493 et en Amérique avant 1527; la scarlatine frappa l'Irlande pour la première fois en 1827; la rougeole, les îles Féroé en 1781. Il est à remarquer que ces épidémies nouvelles décimaient terriblement les territoires conquis. Puis, acclimatées, elles végètent dans quelque foyer d'où elles se répandent de temps à autre sur quelques groupes d'individus.

D'autres microbes attendent vraisemblablement que les occupants actuels aient abandonné la scène, pour s'y implanter à leur tour. Si optimiste qu'elle veuille être, la médecine n'empêchera jamais ceux qui doivent mourir de mourir, parce que la mort ne dépend pas tant de sa cause immédiate, toujours occasionnelle, que de l'usure d'un organisme, après une vie indifféremment courte ou longue, suivant les conditions héréditaires qui en ont décidé tout d'abord. Réduire la cause occasionnelle, l'entraver dès ses premières tentatives, tel est le seul but que puisse se proposer la médecine active.

TABLE DES MATIÈRES

CHAPITRE PREMIER

CHAPITRE II

CHAPITRE III

CHAPITRE IV

CHAPITRE V

CHAPITRE VI

CHAPITRE VII

CHAPITRE VIII

CHAPITRE IX

CHAPITRE X

CHAPITRE XI

CHAPITRE XII

CHAPITRE XIII

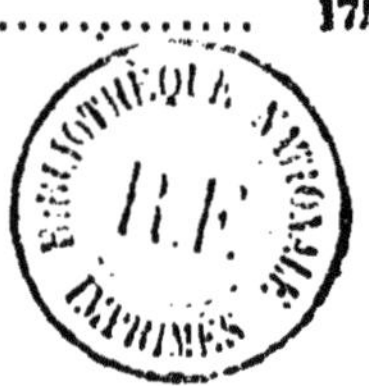

Bibliothèque Littéraire de Vulgarisation Scientifique.

LES

LIVRES D'OR DE LA SCIENCE

Petite Encyclopédie Populaire Illustrée

DES SCIENCES, DES LETTRES ET DES ARTS

EDITION SOIGNÉE ET LUXUEUSE EN FORMAT PETIT IN-18

Chaque volume de 192 pages environ, avec nombreuses illustrations dans le texte et planches hors texte et en couleurs, autant que le sujet le permettra.

Prix : UN franc.

PRINCIPALES DIVISIONS DE LA COLLECTION :

1. Section Zoologique.
2. Section Botanique.
3. Section Géologique et Minéralogique.
4. Section Paléontologique.
5. Section d'Histoire naturelle.
6. Section des Sciences générales.
7. Section des Sciences appliquées.
8. Section Agronomique.
9. Section Médicale, Anatomique et Physiologique.
10. Section de Chimie.
11. Section de Physique.
12. Section Astronomique.
13. Section des Mathématiques.
14. Section Anthropologique.
15. Section de Linguistique.
16. Section Ethnographique.
17. Section Sociologique.
18. Section des Mœurs, Coutumes et Institutions.
19. Section Philosophique.
20. Section de Philosophie historique.
21. Section Psychologique.
22. Section Mythologique et des Religions.
23. Section des Sciences occultes.
24. Section d'Économie politique.
25. Section d'Économie sociale.
26. Section d'Économie domestique.
27. Section Industrielle et Commerciale.
28. Section Géographique.
29. Section des Voyages et Découvertes.
30. Section Historique.
31. Section Littéraire.
32. Section Artistique.
33. Section de l'Architecture.
34. Section Archéologique.
35. Section Préhistorique.
36. Section de l'Ameublement.
37. Section des Arts industriels.
38. Section des Professions et Corps de Métier.
39. Section Juridique, etc.

Bibliothèque Littéraire de Vulgarisation Scientifique.

LES

LIVRES D'OR DE LA SCIENCE

Petite Encyclopédie Populaire Illustrée

DES SCIENCES, DES LETTRES ET DES ARTS

Prix : UN franc.

VOLUMES EN VENTE :

N° 1. — J. WEBER.	Le Panorama des Siècles (Aperçu d'histoire universelle).
N° 2. — EDMOND PLAUCHUT. .	Les Races Jaunes : les Célestes.
N° 3. — L. AUBERT	La Photographie de l'Invisible, les Rayons X (suivi d'un glossaire).
N° 4. — E. CHESTER.	Histoire et rôle du Bœuf dans la Civilisation.
N° 5. — STÉPHANE SERVANT..	La Préhistoire de la France.
N° 6. — ÉMILE DESCHAMPS . .	La Vie Mystérieuse des Mers.
N° 7. — PAUL GINISTY	La Vie d'un Théâtre.
N° 8. — FRÉDÉRIC LOLIÉE. . .	Tableau de l'Histoire littéraire du Monde.
N° 9. — Dr MICHAUT.	Pour devenir Médecin.
N° 10. — Dr J. DE FONTENELLE.	Les Microbes et la Mort.

SOUS PRESSE

MAURICE GRIVEAU	Les Feux et les Eaux.
L. MICHAUD D'HUMIAC. . . .	Les grandes Légendes de l'Humanité.
CH. RICHET	Les Guerres et la Paix.
Dr FOVEAU DE COURMELLE. . .	L'Électricité et ses applications.
Dr SICARD DE PLAUZOLES . . .	La Tuberculose.

Détacher le bulletin de souscription ci-contre et le retourner, accompagné d'un mandat-poste, à la LIBRAIRIE SCHLEICHER FRÈRES, 15, rue des Saints-Pères, Paris.

LES LIVRES D'OR DE LA SCIENCE

BULLETIN DE SOUSCRIPTION

Je soussigné...

demeurant à...

rue .... *N°*...............

déclare souscrire aux **douze** *premiers volumes des* **Livres d'Or de la Science**, *qui me seront envoyés franco, en échange du mandat-poste de* [1] .... *francs, que je joins à la présente.*

SIGNATURE :

Date : ....

(1) PRIX DE SOUSCRIPTION AUX 12 PREMIERS VOLUMES :
Pour Paris : **10** francs;
Pour Départements et l'Étranger : **12** francs.

BLOC-NOTES DIÉTÉTIQUE

A L'USAGE DES PRATICIENS

PAR UN MÉDECIN PRATICIEN

TRADUIT SUR LA SEPTIÈME ÉDITION ALLEMANDE

Avec l'autorisation de l'auteur

Par le Docteur E. VOGT

Secrétaire de la Société de Thérapeutique.

Ce Bloc-Notes est composé de feuillets destinés à être détachés et à être remis ensuite au malade ou à son entourage.

LE BLOC-NOTES DIÉTÉTIQUE COMPLET est vendu au prix de 1 fr.

IL CONTIENT POUR :

1) Epidémie de choléra . . . . 8 Feuillets
2) Catarrhe intestinal . . . . 5 —
3) Diathèse uratique, goutte, coliques néphrétiques et hépatiques . . . . 5 —
4) Dyspepsie . . . . 6 —
5) Dyspepsie acide, convalescence d'ulcère rond . . . 4 —
6) Obésité. . . . . 3 —
7) Affectations fébriles. . . . . 3 —
8) Influenza. 5 —
9) Affections nerveuses . . . . 3 —
10) Affections chroniques des reins et du cœur . . . . 4 —
11) Phtisie pulmonaire. . . . . 5 —
12) Régime de Prochownick pour préparer un accouchement prématuré artificiel. . . . . 2 —
13) Rhumatisme chronique . . . . 3 —
14) Blennorrhagie (sexe masculin) . . . . 6 —
15) Diabète sucré... . . . . 2 —
16) Régime type de V. Noorden . . . . 2 —
17) Entéroptose de Glénard. . . . . 2 —

Il a paru, en dehors du Bloc-Notes complet, des Blocs séparés pour chacune des maladies ci-dessus énumérées. Chaque Bloc contenant 30 feuillets est vendu séparément au prix de 40 centimes.

logie et directeur de l'Institut physiologique de l'Université de Greifswald. Traduit sur la septième édition allemande par G. Moquin-Tandon, professeur de Zoologie et d'Anatomie comparée à la Faculté des Sciences de Toulouse. 1 fort vol. gr. in-8°, orné de 356 fig. dans le texte. Cart. à l'anglaise. 32 fr.

LAUMONIER (Dr J.). — **La Physiologie générale**. 1 vol. de XVI-582 pages, avec 28 fig. dans le texte. Broché. 5 fr. Relié toile anglaise. 5.75

Forme le tome XX de la « Bibliothèque des Sciences contemporaines ».

LE DOUBLE (Dr). — **Traité des Variations du Système musculaire de l'Homme et de leur signification au point de vue de l'Anthropologie zoologique**, par le Dr Le Double, professeur d'Anatomie à l'Ecole de Médecine de Tours, Lauréat de l'Institut, membre correspondant de l'Académie de Médecine, avec une préface de E.-J. Marey, membre de l'Académie des Sciences et de l'Académie de Médecine, professeur au Collège de France. 2 volumes grand in-8°, cartonnés. 18 fr.

NICOLAS (A.) et **THIRY** (Ch.). — **Esquisses ostéologiques.** Cahier de 91 croquis facilitant aux étudiants en médecine les dessins d'anatomie, par A. Nicolas et Ch. Thiry, professeur et aide d'anatomie à la Faculté de médecine de Nancy. Brochure in-4°. 3.50

ROULE (Dr Louis). — Les formes des Animaux, leur début, leur suite, leur liaison. **L'Embryologie Comparée**, par le Dr Louis Roule, Lauréat de l'Institut (Grand Prix des Sciences physiques), professeur à la Faculté des Sciences de Toulouse. 1 vol. gr. in-8°, orné de 1014 fig. dans le texte et d'un frontispice en couleur. Cartonné à l'angl.. 32 fr.

WIETHE (Dr Théod.). — **Formulaire de la Faculté de médecine de Vienne**, donnant les prescriptions thérapeutiques utilisées par les professeurs Albert, Bamberger, Benedikt, Billroth, C. Braun, Gruber, Kaposi, Meynert, Monti, Neumann, Schnitzler, Stellwag de Carion, Ultzmann, Widerhofer. Publié par le docteur Théod. Wiethe, ancien chef de clinique à Vienne. Traduit sur la 8e édition allemande par le docteur E. Vogt. 2e édition, revue, corrigée et augmentée d'un Formulaire destiné à l'art dentaire. 1 fort vol. in-32, cartonné toile, tranches rouges, coins arrondis. . . . 4 fr.

WIEDERSHEIM (R.). — **Manuel d'Anatomie comparée des Vertébrés**, par R. Wiedersheim, professeur d'anatomie humaine et comparée à l'Université de Fribourg-en-Brisgau. Traduit sur la deuxième édition allemande par G. Moquin-Tandon, professeur de zoologie et d'anatomie comparée à la Faculté des sciences de Toulouse. 1 volume grand in-8°, orné de 302 figures dans le texte. Broché, 12 fr.; cartonné à l'anglaise 13.50

Ouvrages de

BROCA, BÜCHNER, DARWIN, GEGENBAUR,
HAECKEL, KÖLLIKER,
LANGE, WALLACE, WEISMANN, ETC., ETC.

Le Catalogue général illustré est expédié franco sur demande.

CONDITIONS DE VENTE

Les Ouvrages sont expédiés franco dans toute la France et à l'Étranger, sans augmentation de prix.

Toutes les demandes doivent être accompagnées du montant en un mandat-poste ou en une valeur sur Paris.

PARIS. — IMPRIMERIE P. MOUILLOT, 13, QUAI VOLTAIRE. — 86601

www.ingramcontent.com/pod-product-compliance
Ingram Content Group UK Ltd.
Pitfield, Milton Keynes, MK11 3LW, UK
UKHW021053230726
13926UKWH00004B/1820